Blidon

Rosacea

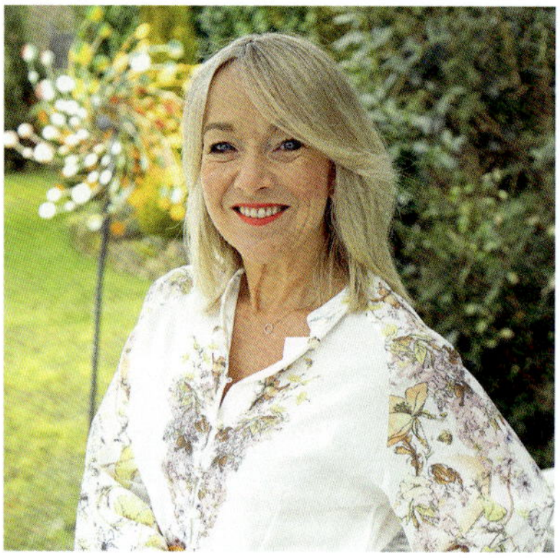

Elke Blidon ist Expertin für holistische Hautgesundheit mit Schwerpunkt Rosacea. Sie ist Gründerin der Skincare-B-Academy by Elke Blidon und der Marke »Rosaceafrei by Elke Blidon«. Sie ist physiologische Ernährungsberaterin, Kosmetikerin, Visagistin und bekannt aus der Fachzeitschrift *Beauty-Forum* und ihrem Podcast *Rosaceafrei*.

Mit über 30 Jahren Erfahrung in der Beauty- und Gesundheitsbranche verbindet sie mit ihrer fundierten und bewährten »Rosacea 4-Säulen-Methode« wissenschaftliches Wissen mit einem holistischen Ansatz, der neben der individualisierten Hautpflege auch physiologische Ernährungsberatung, Darmgesundheit und Lebensstil berücksichtigt.

Ihre Academy bietet Aus- und Weiterbildungen in Form von Onlinekursen sowie One-on-One-Coaching im Bereich holistische Hautgesundheit und Ernährung an. Ihr Ziel ist es, Endverbraucher und Fachleute für eine nachhaltige, gesundheitsfördernde Pflegeroutine und physiologische Ernährung unter Beachtung der Darmgesundheit und Lifestyle zu sensibilisieren und zu schulen, um die Hautgesundheit von innen und außen zu fördern – Beauty Inside-Out.

Elke Blidon

Rosacea

Die wahren Ursachen erkennen und Hautprobleme für immer beseitigen

Die 4-Säulen-Methode: Hautpflege, Ernährung, Darmgesundheit, Lebensstil

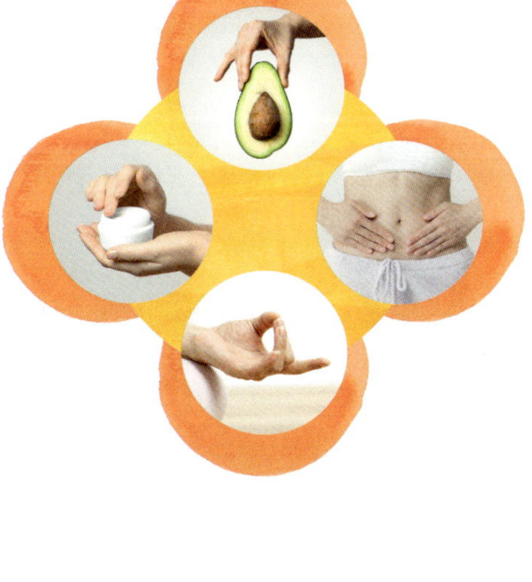

TRIAS

Es gibt gute Neuigkeiten für dich!

Dein Weg zu gesunder Haut ist eine ganzheitliche Reise, die sich lohnt!

Vielleicht wurde dir gesagt, mit Rosacea müsse man leben. Das kann frustrierend sein und zeigt, wie hilflos viele bei dem Thema sind. Möglicherweise hast du schon viel ausprobiert und es mit Cremes, Salben und Medikamenten oder gar mit dem Verzicht auf bestimmte Lebensmittel versucht – aber trotzdem hast du das Gefühl, dass die wahre Ursache im Dunkeln bleibt. Genau hier möchte ich dir helfen. Du musst dich nicht mit einer Diagnose abfinden. Es gibt immer Wege, deine Haut und deine Gesundheit positiv zu beeinflussen, und zwar ganz individuell. Mit diesem Buch möchte ich dir Mut machen. Ich möchte dir zeigen, dass es möglich ist, selbstbestimmt für die eigene Gesundheit zu sorgen – und dass wahre Veränderung dann entsteht, wenn wir beginnen, unseren Körper wirklich zu verstehen. Meine 4-Säulen-Methode habe ich mit über 30-jähriger Erfahrung als Skin Coach, physiologische Ernährungsberaterin und Kosmetikerin entwickelt. Sie basiert auf einem tiefen Verständnis dafür, wie eng Verdauung, Entgiftung, Zellernährung, Hautpflege, aber auch Lebensstil miteinander verknüpft sind – und wie diese Prozesse sich auf deine Hautgesundheit auswirken. Ich möchte dir mit meinen vier Säulen ein Bewusstsein schaffen – ein Bewusstsein dafür, wie du jede dieser Säulen für dich selbst festigen kannst:

SÄULE 1: Hautpflege – Wie gehst du mit deiner Haut im Alltag um? Was braucht sie wirklich?

SÄULE 2: Ernährung – Was nährt dich und was könnte deine Haut belasten?

SÄULE 3: Darmgesundheit – Wie gut funktioniert dein inneres Gleichgewicht?

SÄULE 4: Lebensstil – Wie beeinflussen Stress, Schlaf, Bewegung und Emotionen deine Haut?

Dieses Buch bietet keine schnelle Lösung, es lädt dich vielmehr ein, dein eigenes Körperverständnis zu vertiefen. Ich zeige dir, warum herkömmliche Ansätze oft nur Symptome behandeln und wie du stattdessen die wahren Ursachen erkennen kannst. Mein Ziel ist es, dich zu ermutigen, Verantwortung für dich selbst zu übernehmen – mit einem liebevollen Blick auf deinen Körper und all seine Signale.

Der Weg mag nicht immer geradlinig sein, aber jeder kleine Fortschritt bringt dich deiner strahlenden, gesunden Haut näher.

Hinter meiner Arbeit steht mehr als nur professionelles Interesse. In meiner Familie waren Hautkrankheiten wie Rosacea und Neurodermitis ständige Begleiter. Diese anfänglich herausfordernde Situation wurde für mich zum entscheidenden Wendepunkt. Nach und nach erkannte ich: Die wirkliche Lösung liegt nicht allein in äußerlichen Behandlungen mit Cremes und Medikamenten, sondern im tieferen Verständnis und der gezielten Optimierung unserer individuellen Körperprozesse.

Was mich antreibt, ist der Wunsch, dich zum Experten für deine eigenen Körperprozesse und für deine Hautgesundheit zu machen. Der Weg braucht Zeit, aber ich verspreche dir: Die Geduld mit deiner Haut heute schafft die Grundlage für ihre Gesundheit von morgen.

Von Herzen, deine Elke Blidon

Rosacea verstehen – Was bedeutet das für Betroffene?

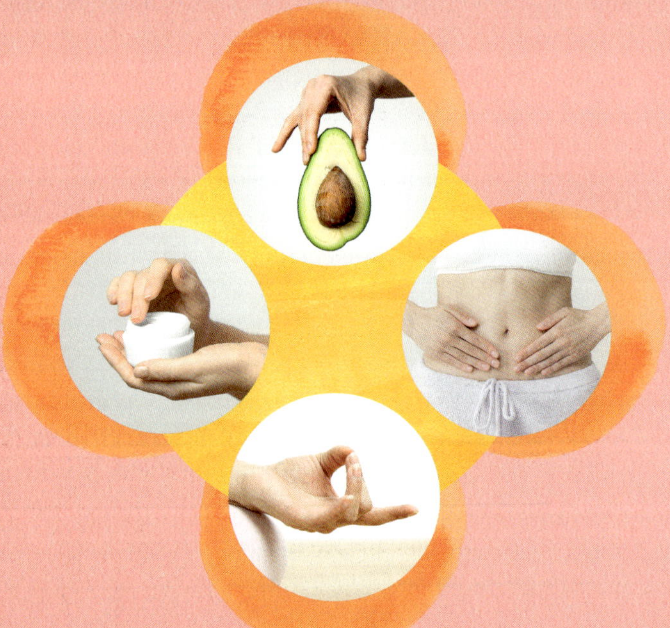

Was ist Rosacea?

In diesem Buch erwarten dich grundlegendes Wissen über Rosacea und ihre medizinischen Aspekte, praktische Tipps zur optimalen Hautpflege bei Rosacea, Einblicke in die Zusammenhänge zwischen Haut, Ernährung, Stoffwechsel, Darm und Lebensstil, Strategien für eine holistische Lebensweise und Stressmanagement.

Rosacea ist mehr als nur eine Hautrötung. Sie ist eine komplexe, chronische Hauterkrankung, die nicht nur die Haut, sondern den ganzen Körper und oft auch die Psyche betrifft. Als holistischer Skin-Coach, physiologische Ernährungsberaterin und Podcasterin von »Rosaceafrei by Elke Blidon« habe ich unzählige Menschen auf ihrem Weg mit Rosacea begleitet. Dabei habe ich eines gelernt: Jeder Fall ist einzigartig, jeder Körper bringt andere gesundheitliche Voraussetzungen mit, aber niemand ist allein mit dieser Herausforderung.

Meine umfassende Expertise in den Bereichen Haut, Ernährung und Darmgesundheit ermöglicht es mir, die vielschichtigen Zusammenhänge zwischen diesen Systemen zu verstehen und ganzheitliche Lösungsansätze zu entwickeln.

Im Laufe dieses Buches werden wir tiefer in diese Zusammenhänge eintauchen. Du wirst verstehen lernen, wie deine Ernährung, deine Darmgesundheit, deine Pflegeroutine und dein allgemeiner Lebensstil deine Haut beeinflussen können. Dieses Wissen wird dir helfen, deine Rosacea besser zu verstehen und in den Griff zu bekommen.

Aber Wissen allein reicht oft nicht aus. Deshalb ist es mir ein besonderes Anliegen, dir mit diesem Buch auch viele praktische Tipps an die Hand zu geben. Du wirst konkrete Strategien dafür kennenlernen, deinen Alltag gesünder und vitaler zu gestalten. Von Ernährungsempfehlungen, aktiver Darmpflege über Stressmanagement-Techniken bis hin zu sanften Hautpflegeroutinen – ich möchte dich befähigen, dein Leben positiv zu verändern.

Diese praktischen Ansätze haben vielen meiner Klientinnen und Klienten geholfen, nicht nur ihre Rosacea-Symptome zu lindern, sondern insgesamt ein vitaleres und ausgeglicheneres Leben zu führen. Denn letztlich geht es nicht nur darum, die Rosacea zu behandeln, sondern dein gesamtes Wohlbefinden zu steigern. Lass uns gemeinsam diesen Weg beschreiten – hin zu einer gesünderen Haut und einem vitaleren Leben. Mit dem richtigen Wissen und praktischen Tipps kannst du selbst der Experte für deine Gesundheit werden.

Woran erkennt man die Krankheit?

Doch zuerst sollten wir uns der Definition und Beschreibung von Rosacea zuwenden. Rosacea ist eine chronische Hauterkrankung, die sich vorwiegend im Gesicht manifestiert. Sie zeichnet sich durch eine Reihe charakteristischer Symptome aus, die in Intensität und Ausprägung variieren können.

Typische Symptome

Die Symptome der Rosacea können von Person zu Person unterschiedlich sein, aber einige treten besonders häufig auf:

- Flush-Reaktionen: plötzliches, intensives Erröten des Gesichts, oft begleitet von einem Wärmegefühl ❶

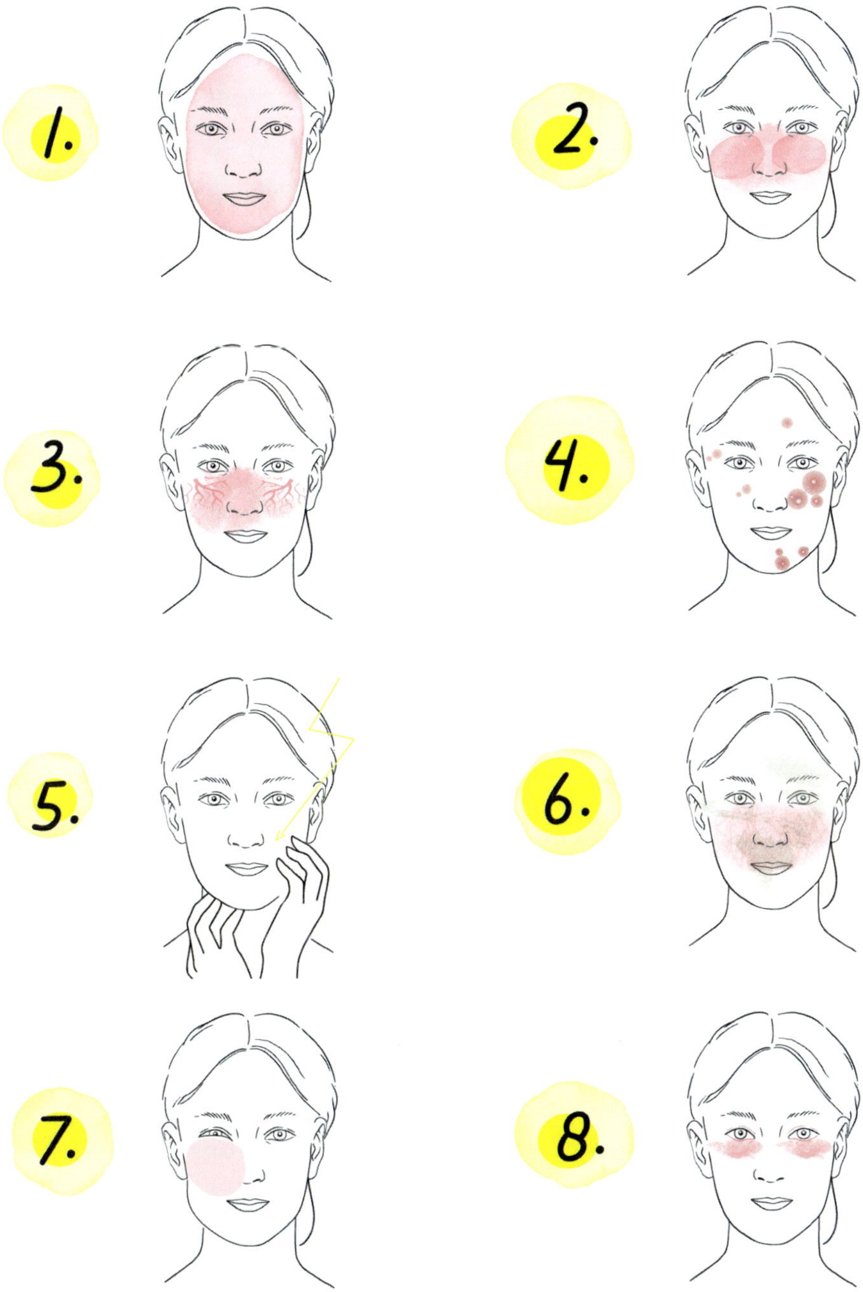
1.
2.
3.
4.
5.
6.
7.
8.

- persistierende Rötungen: anhaltende Rötungen, besonders in der Gesichtsmitte ❷
- Sichtbare Blutgefäße: Erweiterte kleine Blutgefäße (Teleangiektasien) werden an der Hautoberfläche sichtbar. ❸
- Papeln und Pusteln: kleine, rote, teils entzündliche Knötchen und Pusteln, die oft mit Akne verwechselt werden ❹
- Brennen und Stechen: Viele Betroffene berichten mir von einem unangenehmen Brennen oder Stechen der Haut. ❺
- Trockene, schuppige Haut: Die Haut kann rau und schuppig werden. ❻
- Ödeme: In einigen Fällen können Schwellungen im Gesicht auftreten. ❼
- Augenprobleme: Bei manchen Betroffenen sind auch die Augen beteiligt (okuläre oder Augen-Rosacea). Meine Klienten klagen oft über trockene und juckende Augen sowie über Entzündungen am Lidrand. ❽

Betroffene Hautareale

Rosacea tritt typischerweise in bestimmten Bereichen des Gesichts auf, auf den Wangen, der Nase, dem Kinn, der Stirn und seltener auch auf dem Hals und im oberen Brustbereich. Besonders charakteristisch ist das Auftreten in der sogenannten T-Zone (Stirn, Nase, Kinn) und auf den Wangen. In fortgeschrittenen Stadien kann es zu einer Verdickung der Haut kommen, insbesondere an der Nase (Rhinophym).

Es ist wichtig zu verstehen, dass Rosacea mehr als nur eine kosmetische Angelegenheit ist. Die Symptome können erheblichen Einfluss auf das Wohlbefinden und die Lebensqualität der Betroffenen haben. In meiner Praxis habe ich oft erlebt, wie belastend diese Hautveränderungen im Alltag sein können. Im Kapitel »Schritt 1: Reinigung – sanfte Basis der Pflege« (Seite 34) werden wir tiefer in die Zusammenhänge zwischen diesen Symptomen und den zugrunde liegenden physiologischen Prozessen eintauchen. Du wirst lernen, wie du die Haut von außen optimal beeinflussen kannst, um sie zu stärken, wie Ernährung, Darmpflege und Lebensstil diese Symptome beeinflussen können und wie du aktiv zu ihrer Linderung beitragen kannst, um die entzündlichen Belastungen deines Organismus zu mindern, damit deine Haut ins Gleichgewicht kommen kann.

Häufigkeit und Verbreitung

Rosacea ist weitaus verbreiteter, als viele Menschen annehmen. Auffällig in meiner täglichen Arbeit ist die steigende Zahl junger Menschen, die von dieser Erkrankung betroffen sind. Auch beobachte ich, dass die Symptomatik zunehmend komplexer wird.

Die genaue Häufigkeit von Rosacea ist jedoch schwer zu bestimmen, da viele Fälle undiagnostiziert bleiben. Dennoch geben uns aktuelle Studien einen Einblick: Schätzungen zufolge sind weltweit etwa fünf Prozent der erwachsenen Bevölkerung von Rosacea betroffen. Allein in Deutschland sollen etwa zwei bis fünf Prozent der Erwachsenen an Rosacea leiden. Die Erkrankung tritt am häufigsten zwischen dem 30. und 50. Lebensjahr auf, kann aber in jedem Alter beginnen. Dabei sind Frauen etwa dreimal häufiger betroffen als Männer.

Es ist wichtig zu betonen, dass diese Zahlen wahrscheinlich zu niedrig sind, da viele Menschen mit milden Symptomen keine ärztliche Hilfe in Anspruch nehmen.

Risikogruppen

Bestimmte Faktoren bedeuten ein erhöhtes Risiko, eine Rosacea zu entwickeln:

HAUTTYP Menschen mit heller Haut, besonders solche mit keltischen oder nordeuropäischen Wurzeln, sind häufiger betroffen. Allerdings kann Rosacea bei allen Hauttypen auftreten.

GENETISCHE VERANLAGUNG Wenn in deiner Familie bereits Fälle von Rosacea aufgetreten sind, könnte dein Risiko erhöht sein.

ALTER Obwohl Rosacea in jedem Alter auftreten kann, beginnt sie am häufigsten im mittleren Erwachsenenalter.

GESCHLECHT Frauen sind zwar häufiger betroffen, aber Männer entwickeln oft schwerere Formen, insbesondere was die Verdickung der Nasenhaut (Rhinophym) angeht.

UMWELTFAKTOREN Menschen, die häufig extremen Wetterbedingungen ausgesetzt sind, könnten ein erhöhtes Risiko haben.

VORERKRANKUNGEN Bestimmte Erkrankungen, insbesondere solche, die das Immunsystem betreffen, können das Risiko für Rosacea erhöhen.

In meiner Praxis habe ich gelernt, dass es wichtig ist, über diese Risikogruppen Bescheid zu wissen, aber gleichzeitig jeden Fall individuell zu betrachten. Rosacea kann jeden treffen, unabhängig von Alter, Geschlecht oder Hauttyp.

Wenn du dich in einer dieser Risikogruppen wiederfindest, bedeutet das nicht zwangsläufig, dass du Rosacea entwickeln wirst. Es kann aber hilfreich sein, besonders aufmerksam auf Veränderungen deiner Haut zu achten und frühzeitig einen ganzheitlichen Ansatz zur Hautgesundheit zu verfolgen.

Ursachen und Auslöser

Die genauen Ursachen von Rosacea sind bis heute nicht vollständig geklärt. Als Coach für Hautgesundheit und physiologische Ernährung habe ich jedoch beobachtet, dass es sich um ein komplexes Zusammenspiel verschiedener Faktoren handelt. Lass uns die wichtigsten Aspekte genauer betrachten.

Genetische Faktoren

Die genetische Veranlagung spielt eine bedeutende Rolle bei der Entstehung von Rosacea. Nicht selten sind familiäre Häufungen zu beobachten.

Umwelteinflüsse

Auch Umweltfaktoren können Rosacea auslösen oder verschlimmern:

UV-STRAHLUNG Bei vielen der Rosacea-Betroffenen zählt Sonnenexposition zu den häufigsten Auslösern für Schübe.

EXTREME TEMPERATUREN Sowohl Hitze als auch Kälte können Symptome verstärken.

LUFTVERSCHMUTZUNG Oft kommt es zu einer Verschlechterung der Symptome bei Menschen, die in stark belasteten Regionen leben.

WIND Starker Wind kann die empfindliche Haut reizen und Rötungen verstärken.

Individueller Lebensstil

Die meisten wollen es nicht wahrhaben, aber der Lebensstil hat meiner Erfahrung nach den größten Einfluss auf den Verlauf der Rosacea. Dazu gehörten folgende Aspekte:

ERNÄHRUNG Bestimmte Nahrungsmittel können bei Rosacea-Patienten Entzündungsprozesse im Körper begünstigen und die Symptomatik verschlimmern, wobei die Reaktionen stark individuell geprägt sind.

STRESS Stress im Beruf, emotionaler Stress, etwa innerhalb der Familie, oder auch Freizeitstress sind ein häufiger Trigger für Rosacea-Schübe.

HAUTPFLEGE Aggressive Pflegeprodukte können die Haut reizen. Falsche Pflegeprodukte, die nicht auf den individuellen Hauttyp abgestimmt sind, haben meist wenig oder keine Auswirkung auf die Hautgesundheit und können sie im ungünstigen Fall auch negativ beeinflussen. Ich konnte beobachten, dass die meisten Rosacea-Betroffenen oft die herkömmlich empfohlenen Produkte anwenden, obwohl jedes Hautbild ein anderes Bedürfnis hat. Diese Standardisierung in der Pflege kann problematisch sein, da sie die individuellen Bedürfnisse der Haut nicht berücksichtigt und in manchen Fällen sogar zu einer Verschlimmerung der Symptome führen kann. Eine individuell abgestimmte Hautpflegeroutine für die spezifischen Bedürfnisse deiner Haut kann sie hingegen positiv beeinflussen.

HORMONELLE VERÄNDERUNGEN Schwankungen im Hormonspiegel, zum Beispiel während der Schwangerschaft oder in der Menopause, aber auch eine Schilddrüsenstörung können die Rosacea-Haut beeinflussen.

MIKROBIOM-UNGLEICHGEWICHT Das Mikrobiom der Haut, also die Gesamtheit der darauf befindlichen Bakterien, Pilze und Viren, hat einen großen Einfluss auf ihre Gesundheit und damit auch auf die Rosacea. In meiner Praxis stelle ich immer wieder fest, dass Betroffene meist ein gestörtes Hautmikrobiom aufweisen.

Jetzt wird es spannend! Es ist wichtig zu verstehen, dass diese Faktoren nicht isoliert betrachtet werden sollten. In meiner Arbeit sehe ich oft, wie sie sich gegenseitig beeinflussen. Zum Beispiel kann Stress die Darmgesundheit beeinträchtigen, was wiederum Auswirkungen auf die Entzündungen und Rötungen der Haut haben kann.

Nach so viel spannenden Zusammenhängen nun etwas überaus Positives: Viele dieser Faktoren können wir selbst beeinflussen und unsere Haut wieder wunderschön erstrahlen lassen! Im Laufe dieses Buches werde ich dir zeigen, wie du durch eine angepasste Hautpflege, gezielte physiologische Ernährung, optimierte Darmgesundheit und Stressmanagement auf deine Rosacea einwirken kannst.

Denke immer daran: Jeder Mensch ist einzigartig, und was bei einer Person Symptome auslöst, muss bei einer anderen nicht zwangsläufig problematisch sein. Es geht darum, deine persönliche Ursache zu identifizieren und einen individuellen, strukturierten Plan zur Wiederherstellung deiner Balance im Körper zu entwickeln.

Verlauf und Stadien der Erkrankung

Rosacea ist eine fortschreitende Erkrankung, die sich in verschiedenen Stadien entwickeln kann. Heutzutage orientiert sich die Einteilung in die einzelnen Phasen zunehmend am Erscheinungsbild (erscheinungsbildbasierte Klassifikation) mit bestimmten Haupt- und Nebenmerkmalen statt an starren Typen. Der Verlauf kann von Person zu Person variieren, aber typischerweise lassen sich folgende Stadien unterscheiden.

Prä-Rosacea

In diesem frühen Stadium zeigen sich oft erste, subtile Anzeichen wie ein gelegentliches Erröten im Gesicht (Flushing), das länger als normal anhält. Die Haut ist empfindlich, aber dennoch sind sich viele Menschen in diesem Stadium noch nicht bewusst, dass sie Rosacea entwickeln könnten. ❶

Leichte Rosacea

Man spricht auch vom Typ 1 oder einer Rötungs-Rosacea mit sichtbaren Äderchen. Dabei treten deutlicher und häufiger besonders in der Gesichtsmitte anhaltende Rötungen und sichtbare kleine Blutgefäße (Teleangiektasien) auf. Die Haut ist empfindlicher, manche verspüren darauf auch ein Brennen oder Stechen. ❷

1.

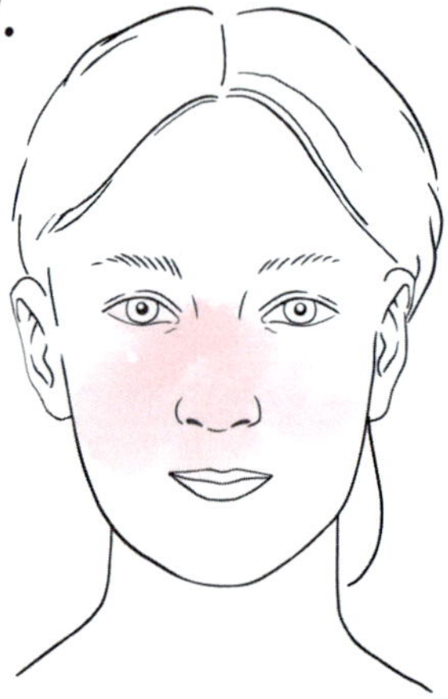

PRÄ-ROSACEA

VORSTADIUM: EMPFINDLICHE HAUT, FLUSHING (ERRÖTEN)

2.

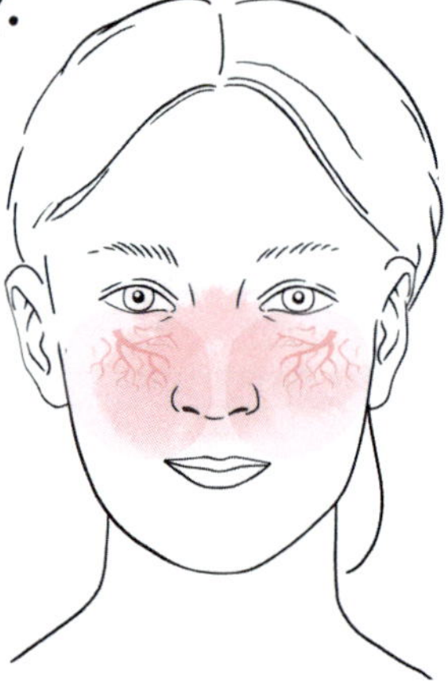

LEICHTE ROSACEA

TYP 1: ANHALTENDE RÖTUNGEN UND SICHTBARE ÄDERCHEN, AUCH BRENNEN ODER STECHEN

3.

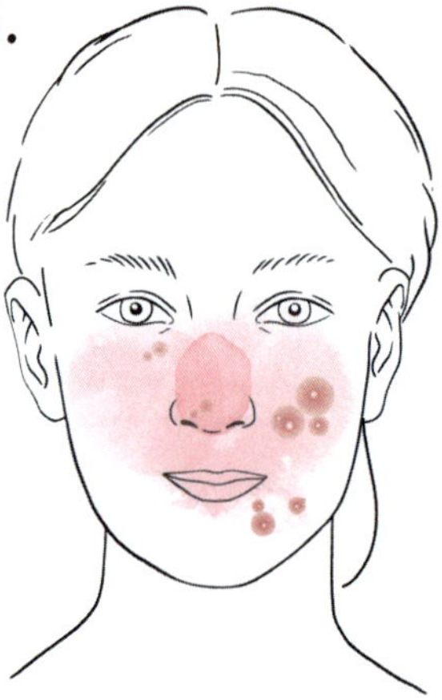

MITTELSCHWERE ROSACEA

TYP 2: PERMANENTE RÖTUNGEN, KNÖTCHEN UND PUSTELN, AUCH VERDICKUNGEN, BESONDERS AN DER NASE

4.

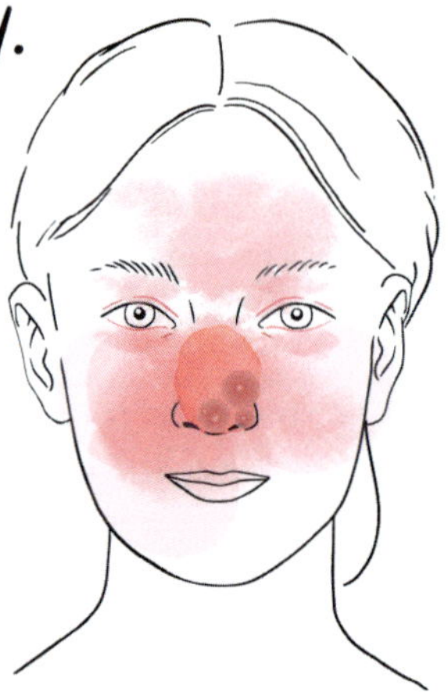

SCHWERE ROSACEA

AUSGEPRÄGTE, PERMANENTE RÖTUNGEN UND SCHWELLUNGEN,

TYP 3: KNOLLENFÖRMIGE VERDICKUNGEN

TYP 4: AUGEN GERÖTET, TROCKEN, GEREIZT

Mittelschwere Rosacea

Dies ist der Typ 2, eine Rosacea mit Knötchen und Pusteln. In diesem Stadium intensivieren sich die Symptome, wie permanente Rötungen und ein vermehrtes Auftreten von Knötchen (Papeln) und Eiterbläschen (Pusteln). Die Haut ist sehr empfindlich und es kann zu Verdickungen kommen, besonders an der Nase. ❸

Schwere Rosacea

In diesem fortgeschrittenen Stadium können ausgeprägte, permanente Rötungen und Schwellungen sowie zahlreiche entzündliche Hautveränderungen auftreten. Beim Typ 3 zeigen sich besonders an der Nase knollenförmige Verdickungen (Rhinophym), während beim Typ 4, der sogenannten Augen-Rosacea, auch die Augen betroffen sind und gerötet, trocken oder gereizt sein können. ❹

Es ist wichtig zu verstehen, dass nicht jeder Betroffene alle Stadien durchläuft. Frühzeitiges Erkennen und ganzheitliche Behandlung können den Verlauf positiv beeinflussen und das Fortschreiten der Erkrankung verlangsamen oder sogar aufhalten.

Psychosoziale Auswirkungen

Rosacea ist zwar zunächst eine Hautkrankheit, aber insbesondere für Angehörige, Freunde und Berufskollegen der Betroffenen ist es wichtig zu verstehen, dass es sich dabei im Prinzip um mehr als um eine rein physische Erkrankung handelt, damit sie im Umgang mit ihnen ein entsprechendes Feingefühl entwickeln können. Denn da die Symptome vor allem im Gesicht auftreten, lassen sie sich nicht verbergen oder nur schwer kaschieren, sodass sich der Leidensdruck für viele Betroffene vom Juckreiz und Brennen der Haut auf ihre mentale Verfassung ausweitet. Ich konnte oft beobachten, wie tiefgreifend die psychosozialen Auswirkungen sein können. Lass uns einen genaueren Blick darauf werfen.

Einfluss auf das Selbstbild

Rosacea kann das Selbstbild erheblich beeinträchtigen. Oft führt sie zu einem Verlust des Selbstvertrauens. So berichten viele Betroffene, dass sie sich weniger attraktiv fühlen und ihr Selbstwertgefühl leidet. Sie neigen dazu, sich ständig selbst zu beobachten, und die Sorge um ihr Aussehen kann zu übermäßiger Beschäftigung mit der Haut führen. Am meisten klagen meine Klientinnen und Klienten über das Gefühl des Kontrollverlusts, weil die Schübe im Krankheitsverlauf nicht vorhersehbar sind, was wiederum Frustration und Hilflosigkeit auslösen kann. Besonders in akuten Phasen schämen sich viele für ihr Aussehen und empfinden Verlegenheit.

Soziale Herausforderungen

Das mit der Erkrankung verbundene negative Selbstbild kann auch das soziale Leben beeinflussen. So ziehen sich manche Betroffene aus Scham oder Unsicherheit aus ihrer sozialen Umgebung zurück. Im Extremfall leiden auch Partnerschaften und Familien darunter. Bei Betroffenen, die in Berufen mit viel Kundenkontakt oder in beruflich gehobenen Positionen tätig sind, kann Rosacea zusätzlichen Stress verursachen. Nicht selten werden bei an Rosacea Erkrankten die Rötungen im Gesicht aus Unkenntnis fälschlicherweise als Verlegenheit oder Folge übermäßigen Alkoholkonsums interpretiert.

Es ist mir ein besonderes Anliegen zu betonen, dass diese psychosozialen Aspekte genauso wichtig sind wie die physischen Symptome. Eine ganzheitliche Behandlung von Rosacea muss daher immer auch die emotionale Komponente berücksichtigen.

In meiner Arbeit habe ich festgestellt, dass Aufklärung und Unterstützung hier eine Schlüsselrolle spielen. Je mehr du über deine Erkrankung weißt und je besser du lernst, damit umzugehen, desto weniger Macht hat sie über dein Selbstbild und dein soziales Leben. Ich werde dir nicht nur Strategien zur Verbesserung deiner Hautgesundheit, sondern auch Wege aufzeigen, ein positives Selbstbild zu bewahren und mit deiner Rosacea umzugehen (Seite 169).

Denke immer daran: Du bist mehr als deine Haut. Rosacea mag ein Teil deines Lebens sein, aber sie definiert nicht, wer du bist.

In meiner langjährigen Praxis habe ich zur Behandlung ein auf vier Säulen basierendes Konzept entwickelt, bei dem die Haut nicht mit standardisierten Pflegeprodukten behandelt wird, sondern bei dem auch ursächliche Zusammenhänge in den Blick genommen und behandelt werden. Diese vier Säulen umfassen:

- eine individuell angepasste Hautpflege
- die Ernährung
- die Darmgesundheit
- den Lebensstil

Sie sind die Stützen für mehr Vitalität und Balance und somit auch für ein verbessertes Hautbild. Ich werde sie in den folgenden Kapiteln ausführlich beschreiben.

Rosacea auf einen Blick

- chronische Hauterkrankung des Gesichts
- Symptome: Rötungen, sichtbare Blutgefäße, Entzündungen
- ca. 2–5 % der Erwachsenen betroffen
- Ursachen: komplexes Zusammenspiel verschiedener Faktoren, wie zum Beispiel Genetik, Epigenetik und Lebensstil
- Verlauf in Phasen
- individualisierte, ganzheitliche Behandlung wichtig
- psychosoziale Auswirkungen

Annas Weg zur ganzheitlichen Heilung

Als Anna in mein Rosacea-Coaching kam, hatte sie bereits eine Behandlungsodyssee hinter sich: »Ich war bei verschiedenen Hautärzten, habe unzählige Cremes und Medikamente ausprobiert, aber nichts hat wirklich geholfen. Die Symptome wurden höchstens kurzzeitig besser, kamen dann aber immer wieder zurück und meine Haut hat sich wieder verschlechtert.«

Der klassische medizinische Weg

»Die Diagnose Rosacea war nur der Anfang«, erinnert sich Anna. Die verschriebenen Cremes und Medikamente behandelten zwar die sichtbaren Symptome, aber Anna spürte: Etwas Grundlegendes wurde übersehen. »Ich hatte nicht nur Hautprobleme – ich fühlte mich insgesamt nicht gesund. Meine Verdauung war durcheinander, ich war ständig müde und die Hautreaktionen wurden immer unberechenbarer.«

Die Suche nach den wahren Ursachen

In der ganzheitlichen Anamnese zeigte sich, dass Anna unter einem gereizten Darm mit häufigen Blähungen, Verdauungsproblemen nach bestimmten Mahlzeiten, starkem beruflichem Stress, Schlafproblemen, hormonellen Schwankungen und einem geschwächten Immunsystem litt.

»Erst als wir begannen, meinen Körper als Ganzes zu betrachten, ergab alles einen Sinn. Die Rosacea war wie ein Hilferuf meines Körpers – er zeigte mir, dass verschiedene Systeme aus der Balance geraten waren.«

Die vier Säulen der Heilung

1. HAUTPFLEGE Nach einer sorgfältigen Analyse des Hautzustands haben wir mit einer spezifischen Pflege schrittweise die gestörte Hautbarriere systematisch aufgebaut. Dabei war es für Anna eine wichtige Erkenntnis, dass »natürlich« nicht automatisch »besser« bedeutet. »Statt blindlings auf Naturkosmetik zu setzen, haben wir erst analysiert, was meine Haut wirklich braucht. Mit speziell auf meine Hautbarriere abgestimmten Produkten konnte ich diese nach und nach wieder aufbauen. Heute weiß ich: Jede Haut braucht ihre eigene, maßgeschneiderte Pflege.«

2. ERNÄHRUNG Wir haben zudem Annas Ernährung angepasst, die Entgiftungsorgane entlastet sowie ihr Immunsystem gestärkt.

3. DARMGESUNDHEIT Ferner haben wir ihre Darmflora analysiert, Nahrungsmittelunverträglichkeiten aufgedeckt und das Verdauungssystem saniert.

4. LEBENSSTIL Um Stress zu reduzieren, hat Anna gesunde Bewältigungsstrategien entwickelt, Entspannungstechniken in den Alltag integriert und ihre Schlafqualität verbessert.

Der wahre Wendepunkt

»Entscheidend war das Verständnis, dass meine Hautprobleme nur ein Symptom waren«, erklärt Anna. »Als ich die Zusammenhänge erkannte und an den Ursachen arbeitete, verbesserte sich nicht nur meine Haut – ich fühlte mich insgesamt vitaler.«

So ist nach sechs Monaten ganzheitlicher Behandlung ihre Verdauung wieder im Gleichgewicht. Die Rosacea-Schübe sind deutlich seltener und schwächer geworden. So hat sie mehr Energie, fühlt sich ausgeglichener und versteht nach der Behandlung die Signale ihres Körpers besser.

Die wichtigsten Erkenntnisse aus diesem Prozess fasst sie so zusammen: »Ich habe gelernt, dass Rosacea ein Zeichen ist, dem man mit Achtsamkeit und Geduld begegnen muss. Der ganzheitliche Weg der Behandlung war zwar nicht der schnellste, hat mir aber wirklich nachhaltig geholfen.«

Säule 1: **Hautpflege** – Wie gehst du mit deiner **Haut** im **Alltag** um? Was braucht sie **wirklich**?

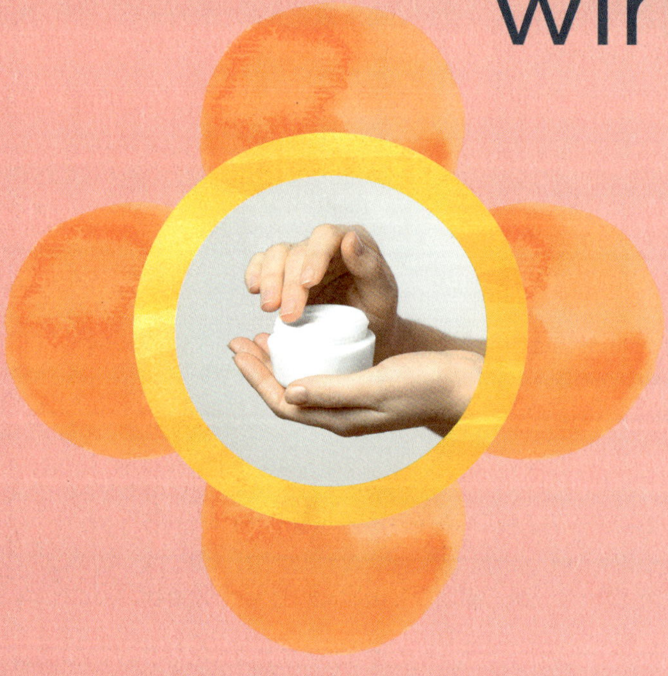

Maßgeschneiderte Pflegeroutine

Eine perfekt abgestimmte Pflegeroutine bei Rosacea zu entwickeln, bedeutet, die Hautbarriere und das Immunsystem der Haut zu stärken sowie Reizungen zu minimieren. Welche Pflege die richtige ist, hängt von deiner eigenen Haut ab.

Die Bedürfnisse der eigenen Haut herauszufinden, ist eine persönliche Herausforderung und wird im besten Fall durch eine engmaschige Kontrolle durch einen Experten oder eine Expertin begleitet. In meiner Praxis ermittle ich mit einer Online-Hautanalyse für meine Klienten die Pflegeprodukte, die ihre Haut wirklich braucht.

Was Hautpflege leisten sollte

Während sich viele handelsübliche Produkte und Empfehlungen hauptsächlich darauf konzentrieren, Hautrötungen zu unterdrücken und die Haut oberflächlich zu beruhigen, verfolge ich einen ganzheitlichen Ansatz.

GESUNDE HAUTFUNKTION Mein Ziel ist es nicht nur, die sichtbaren Symptome zu kaschieren, sondern die natürlichen Funktionen deiner Haut wiederherzustellen. Bei Rosacea ist es entscheidend, dass deine Haut wieder in der Lage ist, Talg ausgewogen zu produzieren und Schlackenstoffe effektiv auszuscheiden. Eine gesunde Hautfunktion bedeutet auch, dass die Barrierefunktion intakt ist und deine Haut optimal mit Nährstoffen wie Feuchtigkeit und Lipiden versorgt wird.

INTAKTES HAUTMIKROBIOM Ebenso wichtig ist die Förderung eines gesunden Hautmikrobioms – jener vielfältigen Gemeinschaft nützlicher Mikroorganismen, die auf deiner Haut leben und eine Schutzbarriere gegen pathogene Keime bilden. Ein ausgeglichenes Mikrobiom unterstützt die Hautbarriere und trägt zur Regulierung von Entzündungsprozessen bei.

DURCHBLUTUNG Die Durchblutung und Mikrozirkulation sollten ebenfalls unterstützt werden, vorzugsweise durch eine sanfte Reinigungs-Lymphdrainage (Seite 36). Sie fördert nicht nur den Abtransport von Stoffwechselendprodukten, sondern auch die Versorgung der Hautzellen mit Sauerstoff und Nährstoffen, ohne die bei Rosacea typische Überreizung der Gefäße zu provozieren.

ZELLERNEUERUNG Darüber hinaus ist es wichtig, den natürlichen Zellerneuerungsprozess zu unterstützen, ohne die empfindliche Haut zu überfordern. Bei Rosacea neigt die Haut oft zu Trockenheit und gleichzeitigem Fettglanz, was eine gezielte Regulierung des Feuchtigkeitshaushalts erforderlich macht, damit Austrocknung entgegengewirkt wird und die Poren nicht verstopfen.

Wichtige Wirkstoffe

Um die vielfältigen Hautfunktionen zu unterstützen, braucht es die richtigen Wirkstoffe: In hochwertigen Hautpflegeprodukten findest du Niacinamid (Vitamin B_3), Panthenol (Vitamin B_5), Ceramide, Zink, Peptide und verschiedene Antioxidantien wie Vitamin E oder Grüntee-Extrakt. Andere wichtige Nährstoffe wie Selen, bestimmte Aminosäuren und manche Mineralien gelangen jedoch besser über die Ernährung oder ausgewählte Nahrungsergänzungsmittel in deinen Körper.

Bei der Pflege von Rosacea-Haut sind einige Wirkstoffe hervorzuheben, die ich aufgrund meiner Erfahrung mit Betroffenen als besonders wichtig erachte:

Alpha-Hydroxysäuren

Alpha-Hydroxysäuren, besonders Milchsäure, spielen eine zentrale Rolle bei der Pflege von Rosacea-Haut. Sie helfen der Haut langfristig dabei, Wirkstoffe besser aufzunehmen, überschüssige Stoffe effizienter abzugeben und verstopften Poren vorzubeugen. Das ist wichtig, damit Entzündungen und Pustelbildung entgegengewirkt werden kann.

Die Wirkung von Milchsäure in moderater Konzentration mit nicht zu saurem pH-Wert ist sanft und entfernt abgestorbene Hautzellen, ohne

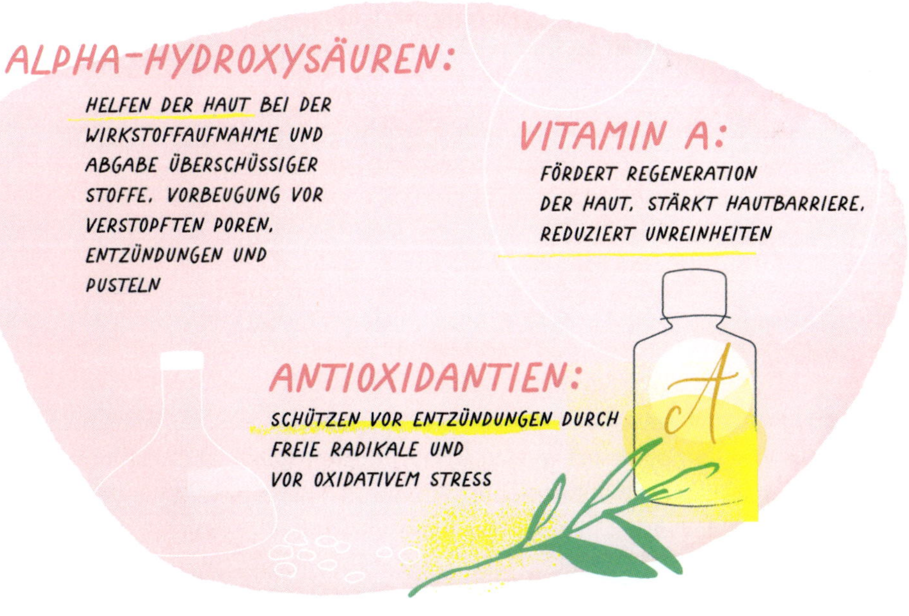

zu reizen. Glykolsäure ist sehr effektiv. Sie dringt tiefer in die Haut ein als Milchsäure und kann langfristig helfen, die Hautstruktur zu verbessern. Beachte: Sie ist nicht für jede Rosacea-Haut geeignet.

Vitamin A

Es fördert die Regeneration und Zellneubildung und hilft, geschädigte Haut zu reparieren. Es stärkt zudem die Hautbarriere, reduziert Feuchtigkeitsverlust und macht die Haut widerstandsfähiger. Zudem reguliert Vitamin A die Talgproduktion und hilft dabei, Unreinheiten zu reduzieren. Außerdem wirkt es als Antioxidans gegen freie Radikale. In Kosmetikprodukten kommt es in folgender Form vor:

- In sehr milder Form als Beta-Carotin; es hat eine antioxidative Wirkung.
- Als Retinylpropionat, Retinylacetat und Retinylpalmitat; sie sind mild und gut verträglich.

Da die Rosacea-Haut sehr empfindlich ist, eignen sich die sanften Vitamin-A-Derivate gut. Aber auch hier kommt es nicht ausschließlich auf die Form des Vitamins A an, sondern auf die Dosierung, in der es zum Einsatz kommt. Zudem sollte es mit Feuchtigkeitsspendern, wie zum Beispiel Hyaluronsäure, kombiniert werden.

Antioxidantien

Diese sind für die Rosacea-Haut ebenfalls von großer Bedeutung, weil sie die Haut vor freien Radikalen schützen, die oxidativen Stress bewirken und Entzündungen auf der Haut hervorrufen können (mehr dazu im Kapitel »Oxidativer Stress«, Seite 110). In Kosmetikprodukten können sie in folgender Form enthalten sein:

- als Betacarotin
- als grüner Tee

- als Vitamin E
- als Vitamin C

Grundsätzlich liegt in Bezug auf die Inhaltsstoffe von Kosmetikprodukten ein Dilemma vor: Es macht keinen Sinn, Inhaltsstoffe isoliert zu betrachten. Auch wenn die geschilderten Wirkstoffe ein großes Potenzial haben, von der die Rosacea-Haut profitieren kann, können sie nur richtig wirken, wenn sie in eine ausgewogene Gesamtrezeptur eingebettet sind.

Stell dir vor, du hast wunderbare pflanzliche Inhaltsstoffe in einem Toner, aber sie werden in eine Formel mit zu viel Alkohol oder einem zu niedrigen pH-Wert eingebettet. Dann können die Wirkstoffe, die eigentlich deine Rosacea lindern könnten, deiner Haut trotzdem schaden. Daher kommt es bei Pflegeprodukten für Rosacea auf viele Faktoren an:

RICHTIGE DOSIERUNG Ist die Konzentration der Wirkstoffe zu niedrig, kann die Haut sich nicht verändern. Ist die Konzentration zu hoch, kann das die Haut reizen.

PASSENDE FORM Bei Vitamin A beginnt man nicht direkt mit der sehr aktiven Form Retinol. Es ist besser, die Haut zunächst an die milden Formen zu gewöhnen, hier langsam die Dosierung zu erhöhen und erst dann auf die aktiven Formen umzustellen, sofern die Haut sie toleriert.

Praxis-Tipp

Beginne immer mit der niedrigsten Konzentration eines Wirkstoffs und steigere diese langsam. Besonders bei Vitamin A und bei Säuren ist Geduld der Schlüssel zum Erfolg. Achte auf Reaktionen deiner Haut und gib ihr die Zeit, sich an neue Wirkstoffe zu gewöhnen.

RICHTIGER PH-WERT Bei Milchsäure und Glykolsäure schauen viele nur auf die Prozentangaben. Aber ist das Produkt zu sauer, entsteht ein intensives Peeling, das Rosacea-Haut eher schadet. Ist der pH-Wert zu hoch, fehlt die nötige Peeling-Wirkung, die wir für Rosacea-Haut manchmal brauchen.

Die Gesamtrezeptur ist das Kunstwerk, das über Erfolg oder Misserfolg entscheidet!

Warum googeln meist nicht ausreicht

Nun könntest du meinen, der Verbraucher hat es heutzutage leicht und googelt einfach diese Wirkstoffe. Aber so einfach ist es leider nicht! Dosierung, Formulierung und pH-Wert als Gesamtkunstwerk spielen, wie du schon erfahren hast, eine entscheidende Rolle. Die einzelnen Wirkstoffe sind nur kleine Mosaiksteinchen im großen Ganzen.

Ein konkretes Beispiel: Vitamin C

Vitamin C gehört zu den Antioxidantien, aber auch hier kommt es auf die richtige Dosierung an. Bei einer Rosacea-Haut würde man immer mit einer sehr niedrigen Dosierung starten. Und hier zeigt sich die Individualität von uns Menschen: Viele Menschen mit Entzündungsprozessen in der Haut erleben eine Verbesserung durch Vitamin C. Sie tolerieren auch intensive Dosierungen, während es bei anderen die Entzündungen in der Haut triggern kann.

Hier hilft die Expertise von Fachleuten und eine behutsame Begleitung, bei der man mit einer milden Vitamin-C-Dosierung beginnt und beobachtet, ob es ein Wirkstoff ist, der dir guttut oder eher nicht.

Ich selbst habe schon unzählige Rosacea-Betroffene mit individueller Pflegeabstimmung über mehrere Monate begleitet und die Erfahrung gemacht, dass die Haut Zeit für die Umstellung der Pflege benötigt und dass es auch mal auf und ab gehen kann. Das bedeutet, dass man die Pflege manchmal kurzzeitig zurückfährt, um dann wieder die Wirkstoffe zu erhöhen, bis man dauerhaft bei einer kontinuierlichen Pflege ankommt. Ich weiß natürlich, dass die Kosmetikindustrie ständig »Neuheiten« auf den Markt wirft. Die Versuchung ist groß, immer wieder eine neue Produktlinie auszuprobieren. Aber genau das irritiert die Haut meist und kann zu einem unruhigen Hautbild führen.

Wichtig zu wissen

Die intensive Auseinandersetzung mit deiner Haut lohnt sich! Achte mindestens 4 Wochen lang genau auf Reaktionen, wenn du ein neues Produkt einführst. Rosacea-Haut braucht Zeit, um positiv auf Veränderungen zu reagieren, und benötigt mindestens 3–6 Monate kontinuierliche Pflege, um deutliche Verbesserungen zu zeigen.

Charlottes Weg zu ausgeglichener Haut

Charlotte (49) kam mit einer Rosacea Typ 2 zu mir – starke Rötungen, viele entzündliche Papeln und Pusteln prägten ihr Gesicht, besonders auf Wangen und Nase. Zudem hatte sie noch mit einigen anderen Krankheiten zu kämpfen. Sie hatte schon vieles versucht: Von teuren Spezialcremes, Salben, Tabletten bis zu vermeintlich sanfter Naturkosmetik war alles dabei, aber nichts hatte ihr wirklich geholfen.

Ihre Ausgangssituation war schwierig: Morgens wachte sie mit stark geröteter, heißer Haut auf und täglich entdeckte sie darauf neue, schmerzende Pusteln. Beim Auftragen fast aller Pflegeprodukte verspürte sie ein Brennen. Und besonders nach Sonneneinstrahlung und Urlaub verschlechterte sich das Hautbild extrem. Denn temporäre Veränderungen wie die der Luft, die Qualität des Wassers beim Reinigen der Haut, eine andere Ernährung und ein anderer Tagesablauf sind bei Rosacea problematisch und können sich negativ auf das Hautbild auswirken.

Mein individueller Behandlungsplan sah für Charlotte folgende Maßnahmen vor:

- morgens und abends sanfte Reinigung der Haut mit einem milden Reinigungsgel mit Panthenol
- die Verwendung von beruhigendem Gesichtswasser mit leichter Milchsäure und besänftigenden Pflanzenextrakten
- morgens: eincremen mit einer leichten Feuchtigkeitscreme mit Vitamin-A-Komplex und einem mineralischen Sonnenschutz mit LSF 15 sowie die Verwendung eines getönten, mineralischen Puders mit LSF 20
- abends: eincremen mit einer regenerierenden Creme mit Vitamin-A-Komplex und anfangs 1-mal wöchentlich, später bis zu 4-mal wöchentlich steigernd Alpha-Hydroxysäure
- gegen die anfängliche Trockenheit ergänzende Hyaluron-Pflege unter dem Vitamin-A-Komplex

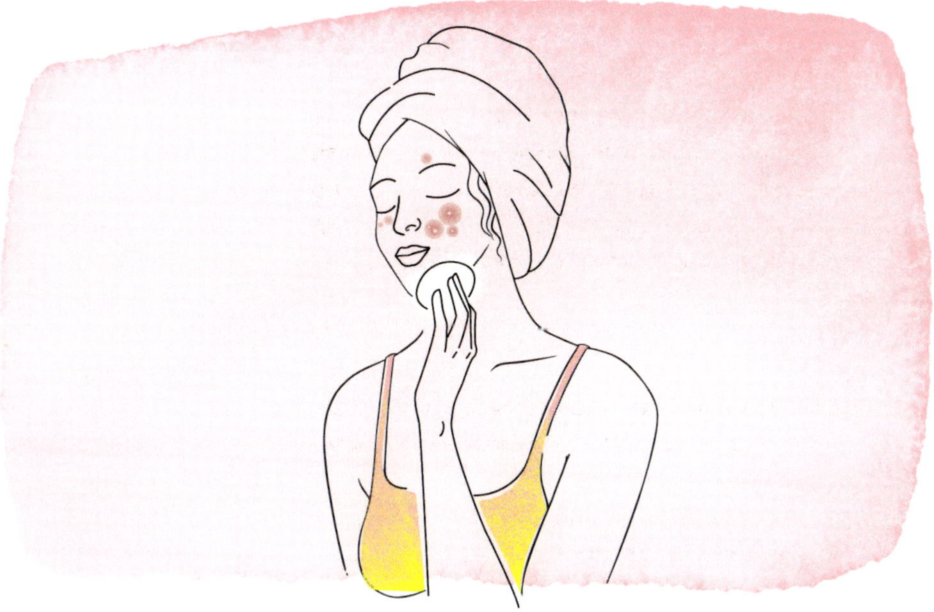

Nach 8 Wochen hatten sich die Symptome deutlich gebessert. Charlotte berichtete: »Zum ersten Mal seit Jahren fühlt sich meine Haut nicht mehr dauerhaft heiß, gerötet, schmerzhaft und uneben an. Ich kann morgens in den Spiegel schauen, ohne mich zu erschrecken!«

Nach 6 Monaten traten nur noch vereinzelt Pusteln auf, die Grundrötung war so weit reduziert, dass Charlotte auf ihr dickes Make-up verzichten konnte. Ihre Hautbarriere hatte sich so weit stabilisiert, dass sie sogar wieder Freude an ihrer Hautpflege fand.

Nach 10 Monaten waren die Hautrötungen und Pusteln endlich verschwunden. Die Haut fühlte sich wieder weich und gut versorgt an. Charlotte hat es geschafft, mit Konsequenz und Durchhaltevermögen ihre Haut wieder in eine Wohlfühlhaut zu transformieren.

Der Schlüssel zum Erfolg war die perfekt auf ihren Rosacea-Typ abgestimmte Gesamtrezeptur – nicht einzelne »Wunderwirkstoffe« – und der ganzheitliche Ansatz mit individuell abgestimmter Ernährung, Darmgesundheit sowie ein gesunder Lebensstil.

Tägliche Pflege Schritt für Schritt

Bei Hautkrankheiten wie Rosacea ist die tägliche Hautpflege besonders wichtig. Idealerweise besteht sie aus vier Schritten, die wie das Zähneputzen zur täglichen Routine gehören sollten.

Grundsätzlich gilt: Bevor du dein Gesicht berührst – sei es zur Reinigung oder zum Auftragen von Pflegeprodukten –, wasche deine Hände gründlich mit einer milden Naturseife. Denn sie kommen mit zahlreichen Oberflächen in Kontakt und können Bakterien auf deine ohnehin empfindliche Rosacea-Haut übertragen und so Entzündungsreaktionen verstärken und zu vermehrten Pickeln und Pusteln führen.

Achte auch bei der Bettwäsche auf saubere Kissenbezüge und wechsle diese wöchentlich, um die Belastung mit Bakterien und Milben weiter zu reduzieren. Bei stark entzündeter Haut empfehle ich, den Kissenbezug täglich zu wechseln.

Schritt 1: Reinigung – sanfte Basis der Pflege

Die Reinigung der Gesichtshaut morgens und abends ist der grundlegende erste Schritt jeder Hautpflege, auch bei Rosacea. Warum ist sie

Deine Checkliste für eine erfolgreiche Rosacea-Pflege

- Produkte auf deinen speziellen Rosacea-Typ abstimmen.
- Konstanz in der Pflegeroutine bewahren.
- Wirkstoffe langsam einschleichen, nicht direkt in voller Stärke beginnen.
- Hautreaktionen sorgfältig beobachten und dokumentieren.
- Bei Verschlechterungen einen Schritt zurückgehen, nicht gleich alles ändern.
- Sonnenschutz niemals vergessen – immer mineralisch!
- Weniger ist mehr: Auf überflüssige Produkte verzichten.

so wichtig? Im Laufe des Tages sammeln sich auf der Haut Schmutzpartikel, Schweiß, überschüssiger Talg, abgestorbene Hautzellen und Umweltschadstoffe an. Diese können die Poren verstopfen, Entzündungen fördern und die ohnehin gestörte Hautbarriere bei Rosacea weiter belasten. Durch sanfte, regelmäßige Reinigung entfernst du diese Belastungen und schaffst die Grundlage dafür, dass nachfolgende Pflegeprodukte überhaupt wirken können.

Die richtigen Hilfsmittel – oder besser keine

Bei der Reinigung von Rosacea-Haut gilt der Grundsatz: Weniger ist mehr! Verzichte unbedingt auf Waschlappen, Schwämme, Bürsten, Schrubbpads, Mikrofasertücher oder andere mechanische Hilfsmittel. Diese können deine empfindliche Haut reizen, Mikroverletzungen verursachen und bestehende Entzündungen verschlimmern.

Deine Fingerspitzen sind das beste und sanfteste Werkzeug zur Reinigung. Sie erlauben dir, den Druck präzise zu kontrollieren, und geben dir ein direktes Gefühl für deine Haut.

Zum Abtrocknen verwende ausschließlich weiche Kosmetiktücher. Achte darauf, dass diese keine Duftstoffe, Farbstoffe oder andere Zusätze enthalten, die deine Haut reizen könnten. Tupfe dein Gesicht sanft trocken, ohne zu reiben oder zu ziehen.

Experten-Tipp für eine sanfte Reinigungstechnik

Die von mir speziell für Rosacea-Betroffene entwickelte Reinigungsmassage hat eine wohltuende Wirkung auf lymphatische Schwellungen (Ödeme) und hilft beim Abtransport überschüssiger Gewebeflüssigkeit. Diese spezielle Methode ist besonders schonend für Rosacea-Haut. Sie vereint effektive Reinigung mit sanfter Lymphdrainage und ist ideal für empfindliche Haut. Die Reinigungsmassage benötigt ca. 5 Minuten Zeit und ist mit ein wenig Übung und Geduld leicht zu erlernen. Der korrekte Ablauf erfolgt in sechs Schritten:

1. Gesicht mit lauwarmem Wasser befeuchten (um die Gleitfähigkeit zu gewährleisten, befeuchte während der Massage immer wieder deine Hände mit etwas Wasser).
2. Reinigungsprodukt punktuell auf Stirn, Wangen, Nase, Kinn und Hals verteilen.
3. Sanfte Lymphdrainage wie folgt durchführen:
   - An der Stirn beginnend: mit feuchten Fingern (Zeige-, Mittel- und Ringfinger) und kleinen, sanften, kreisenden, auswärts gerichteten Bewegungen bis zum Ohr und dann gerade hinunter zum Hals und zum Schlüsselbein. Hier für 2 Sekunden leichten Druck auf die Mulde oberhalb des Schlüsselbeins ausüben, um die Lymphe zu aktivieren. Diese Bewegungsabfolge 3-mal nacheinander ausführen.

REINIGUNGSTECHNIKEN:

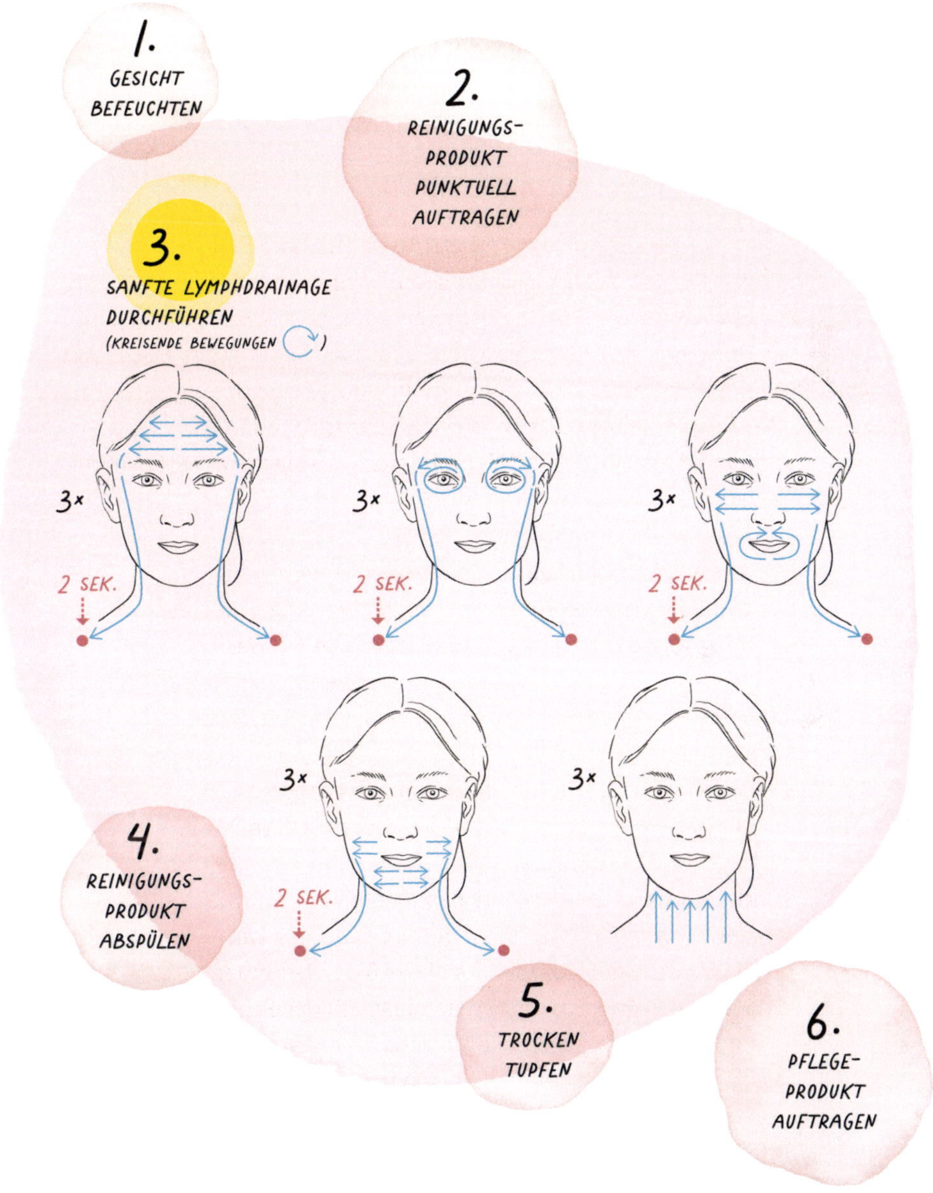

- Insgesamt 3-mal von der Nasenwurzel beginnend nach außen um die Augen herum wieder zur Nasenwurzel mit kleinen, sanften, kreisenden Bewegungen massieren, dann bis zum Ohr und gerade hinunter zum Hals und zum Schlüsselbein. Hier 2 Sekunden leichten Druck ausüben, um die Lymphe zu aktivieren.
- Als Nächstes zur Nase wechseln und vom Nasenrücken aus mit kleinen, sanften, kreisenden, auswärts gerichteten Bewegungen wieder zum Ohr und gerade runter zum Hals und Schlüsselbein massieren. 2 Sekunden leichten Druck ausüben, um die Lymphe zu aktivieren. Nach unten bis zum Mund arbeiten und sanft den Mundringmuskel umrunden. Diese Bewegungsabfolge 3-mal nacheinander ausführen.
- Nun zwischen Nase und Mund und dann von der Kinnmitte nach außen mit kleinen, sanften, kreisenden, nach außen führenden Bewegungen bis zum Ohr und gerade runter zum Hals und Schlüsselbein massieren. Hier wieder 2 Sekunden leichten Druck ausüben, um die Lymphe zu aktivieren. Diese Bewegungsabfolge 3-mal nacheinander ausführen.
- Abschließend mit der Handfläche in mehreren langen, streichenden Bewegungen den Hals von unten nach oben massieren.

4. Reinigungsprodukt gründlich mit viel lauwarmem Wasser abspülen.
5. Vorsichtig trocken tupfen.
6. Zum Schluss direkt das Pflegeprodukt auftragen.

Schritt 2: Tonisieren mit Gesichtswasser

Trage nach der Reinigung der Haut mit einem Wattepad oder mit deinen Händen ein beruhigendes Gesichtswasser auf, um den Säureschutzmantel der Haut zu stärken und die Haut auf die Wirkstoffe in deiner Gesichtscreme vorzubereiten. Gute Wirkstoffe sind zum Beispiel:

- Thermalwasser
- Panthenol
- Niacinamid
- Aloe vera

Schritt 3: morgendliche und abendliche Pflege

Deine Gesichtspflege ist wie ein maßgeschneidertes Kleid – sie sollte zu deinem individuellen Rosacea-Hauttyp passen. Ich möchte dir hier etwas Wichtiges ans Herz legen: Wenn du einmal die richtige Pflege mit den passenden Wirkstoffen gefunden hast – du erinnerst dich an die Hauptinhaltsstoffe, die ich weiter oben (Seite 26) erwähnt habe –, wirst du überrascht sein, wie schnell deine Haut positiv reagieren kann.

Experten-Tipp

Scheue dich bitte nicht, professionelle Hilfe in Anspruch zu nehmen, um dich bei der Suche nach der passenden Pflege unterstützen und begleiten zu lassen, bis das Hautbild seine Balance gefunden hat. Statt monatelang herumzuprobieren, siehst du so schneller Ergebnisse!

Viele meiner Klienten und Klientinnen haben bereits 15–20 verschiedene Cremes zu Hause, die alle nicht richtig helfen. Dieses ständige Ausprobieren neuer Produkte bringt deine Haut nur durcheinander und kann sogar zu neuen Rosacea-Schüben führen. Deine Haut braucht Konstanz und Verlässlichkeit, um sich zu erholen. Je nach Rosacea-Typ empfehle ich eine andere Vorgehensweise bei der Pflege:

Rosacea-Typ 1 (Rötungen und Äderchen)

MORGENS UND ABENDS Eine leichte Gesichtscreme mit einer sanften Form von Vitamin A und Feuchtigkeit kann die Regeneration der Haut effektiv unterstützen. Eine Feuchtigkeitspflege mit Hyaluron und Niacinamid kann für ein ausgeglichenes Hautbild sorgen. Bei einem sehr empfindlichen, aus dem Gleichgewicht geratenen Hautmikrobiom kann die Hautflora mit einer probiotischen Hautcreme wirkungsvoll dabei unterstützt werden, schädliche Bakterien zu bekämpfen, um wieder in die Balance zu kommen.

Der Fokus liegt auf Kapillarstärkung, Rötungsreduktion oder Stärkung des Hautmikrobioms.

BITTE BEACHTE Trage morgens einen mineralischen Sonnenschutz mit LSF 15–50 auf. Du wirst merken, dass er auf dem Gesicht eine weißliche Schicht hinterlässt, wenn der LSF besonders hoch ist. Das kann man vermeiden, indem man einen mit niedrigerem LSF verwendet und diesen entsprechend häufiger aufträgt. Besonders praktisch finde ich einen getönten, mineralischen Puder mit LSF, um zusätzlich Rötungen abzudecken.

Rosacea-Typ 2 (Pickel und Pusteln)

MORGENS UND ABENDS Eine leichte Gesichtscreme mit einer anfänglich sanften Form von Vitamin A und Feuchtigkeit kann die Talgproduktion ausgleichen und Entzündungen minimieren.

ABENDS Zusätzlich leichte Milchsäure oder eine Alpha-Hydroxysäure in sehr niedriger Dosierung verwenden, jedoch anfangs nicht täglich. Später kann die Dosierung nach Verträglichkeit langsam gesteigert werden. Sie fördert die Entzündungshemmung und Bakterienreduktion sowie die Zellerneuerung.

BITTE BEACHTE Trage morgens einen mineralischen Sonnenschutz mit LSF 15–50 auf (siehe dazu auch meinen Hinweis beim Rosacea-Typ 1, Seite 40). Besonders praktisch finde ich einen getönten, mineralischen Puder mit LSF, um zusätzlich Rötungen abzudecken.

Rosacea-Typ 3 (Hautverdickungen)

MORGENS UND ABENDS Eine leichte Gesichtscreme mit einer anfänglich sanften Form von Vitamin A und Feuchtigkeit kann die Talgproduktion ausgleichen und Entzündungen minimieren.

ABENDS Zusätzlich leichte Milchsäure oder eine Alpha-Hydroxysäure in sehr niedriger Dosierung verwenden, jedoch anfangs nicht täglich. Später kann die Dosierung nach Verträglichkeit langsam gesteigert werden. Sie fördert die Entzündungshemmung und Bakterienreduktion sowie die Zellerneuerung.

BITTE BEACHTE Trage morgens einen mineralischen Sonnenschutz mit LSF 15–50 auf (siehe dazu auch meinen Hinweis beim Rosacea-Typ 1, Seite 40). Besonders praktisch finde ich einen getönten, mineralischen Puder mit LSF, um zusätzlich Rötungen abzudecken.

Rosacea-Typ 4 (Augen-Rosacea)

MORGENS UND ABENDS Natürliche und sanfte Lidrandreinigung, zum Beispiel mit Augentrost-Tee (Euphrasia). Dafür den Augentrost-Tee aufbrühen, abkühlen lassen und mit einem Wattepad vorsichtig über die Lidränder oben und unten wischen. Euphrasia ist bekannt für seine beruhigende Wirkung bei gereizten und entzündenden Augen. Verwende zur Abreinigung von Augen-Make-up einen milden, ölfreien Augen-Make-up-Entferner, der die Meibom-Drüsen nicht verstopft und die Augen nicht reizt. Verwende zur Augenpflege eher ein sanftes Augengel.

MEHRMALS TÄGLICH Beruhigende Augentropfen ohne Konservierungsmittel und Alkohol (zum Beispiel Augentrost) in die Augen tropfen, um Reizungen zu vermeiden.

Achte bei deiner täglichen Pflege immer darauf, was dein spezifischer Rosacea-Typ wirklich benötigt und was dir fühlbar guttut. Das übergeordnete Ziel ist immer dasselbe: Deine Haut soll zu ihrer natürlichen Balance zurückfinden. Nur so kann sie ihre eigentliche Funktion als Schutzbarriere und Entgiftungsorgan wieder optimal erfüllen.

Schritt 4: Sonnenschutz als täglicher Schutzschild

Lass mich eines klar sagen: Für deine Rosacea-Haut ist Sonnenschutz absolut nicht verhandelbar! Die UV-Strahlung ist einer der mächtigsten Auslöser für Rosacea-Schübe. Sie kann innerhalb kürzester Zeit zu einem

Vorsicht bei chemischen Sonnenschutzmitteln

Warum rate ich dir von chemischen Sonnenschutzcremes ab, obwohl sie oft empfohlen werden? Ganz einfach: Diese können für deine Rosacea-Haut eine echte Belastung sein! Die chemischen UV-Filter dringen in deine oberste Hautschicht ein, nehmen die UV-Strahlen auf und verwandeln sie in Wärme. Bei diesem Prozess können freie Radikale entstehen, die die Haut belasten können. Außerdem lösen chemische Filter nicht selten Hautreizungen, sogar Allergien aus, insbesondere bei Hautbildern, die durch Entzündungsprozesse eine ohnehin schon geschwächte Barrierefunktion aufweisen.

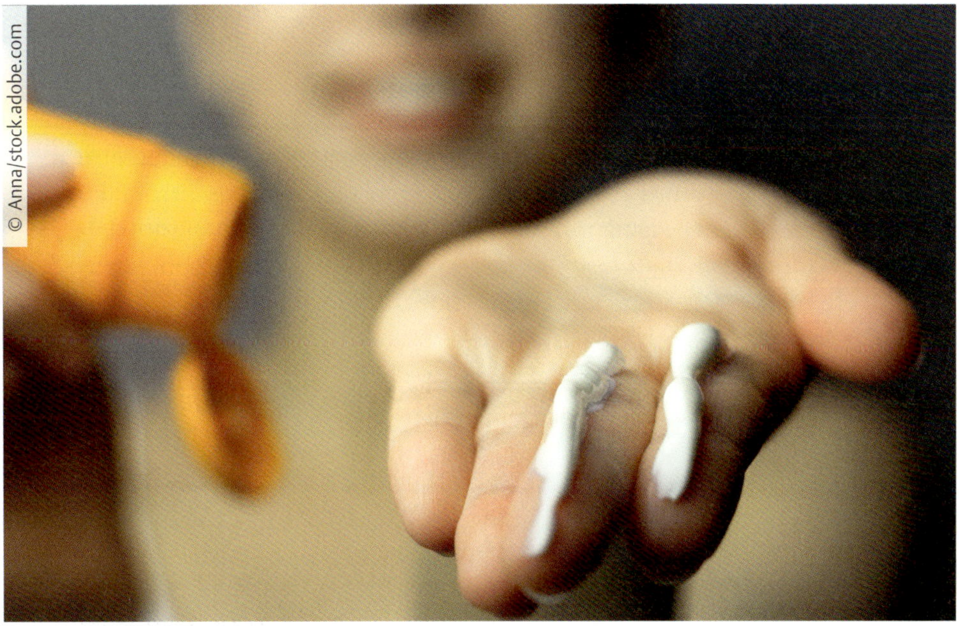
© Anna/stock.adobe.com

unangenehmen Flush führen und verstärkt langfristig die Entstehung erweiterter Äderchen in deiner Haut.

Aber Achtung – nicht jeder Sonnenschutz ist für deine empfindliche Haut geeignet! Greife unbedingt zu einem rein mineralischen Sonnenschutz und einem LSF zwischen 15 und 50 (siehe dazu meinen Hinweis im Abschnitt »Rosacea-Typ 1«, Seite 40). Diese mineralischen Filter wirken wie winzige Spiegel auf deiner Haut: Sie reflektieren die UV-Strahlen, anstatt sie zu absorbieren.

Viele von Rosacea Betroffene berichten mir immer wieder von Brennen, Jucken oder einem unangenehmen Spannungsgefühl nach der Anwendung chemischer Sonnenschutzmittel. Wenn du diese Erfahrung auch gemacht hast, dann liegt es höchstwahrscheinlich nicht daran, dass du grundsätzlich keinen Sonnenschutz verträgst – du hast nur noch nicht den richtigen für deine Haut gefunden!

Trage deinen mineralischen Sonnenschutz jeden Tag auf, wenn du nach draußen gehst, weil UVA-Strahlung auch bei bedecktem Himmel deine Haut erreicht. Deine Haut wird es dir danken, indem sie ruhiger bleibt und langfristig weniger sensibel auf Umwelteinflüsse reagiert.

Eine Pflegeroutine sollte für dich funktionieren – nicht umgekehrt. Beginne mit wenigen, gut verträglichen Produkten und erweitere deine Routine langsam. Gib deiner Haut immer Zeit, sich an neue Produkte zu gewöhnen, und führe nur eine Änderung nach der anderen ein, damit du genau beobachten kannst, wie deine Haut reagiert. Sei geduldig mit deiner Haut und mit dir selbst. Die Verbesserung von Rosacea ist ein Marathon, kein Sprint. Mit der richtigen Pflege, angepasst an deinen individuellen Rosacea-Typ, wirst du jedoch eine deutliche Verbesserung deines Hautbildes und deines Wohlbefindens erleben.

Grenzen bei Naturkosmetik

Naturkosmetik kann für manche Rosacea-Betroffene hilfreich sein, hat aber auch ihre Grenzen. Pflanzliche Wirkstoffe können manchmal sogar Trigger sein – besonders ätherische Öle und bestimmte Pflanzenextrakte. Für Rosacea ist ein ausgewogener Mix aus schonenden natürlichen und gezielt eingesetzten synthetischen Wirkstoffen oft die beste Lösung. Für den restlichen Körper (Rumpf, Arme, Beine) hingegen ist Naturkosmetik sehr gut geeignet und kann dort ihre Vorteile voll entfalten. Das gilt auch für die Haarpflege.

Hautpflege vor und nach dem Sport

Viele Rosacea-Betroffene verspüren bei sportlicher Aktivität durch vermehrtes Schwitzen eine zusätzliche Reizung der Haut und fragen sich, welche Hautpflege beim und nach dem Training sie anwenden sollen. Besonders beim Sport im Freien sollte man die Haut vor direkter Sonneneinstrahlung schützen. Am besten mit einem mineralischen Sonnenschutzmittel oder einem mineralischen Puder mit LSF, welcher aus mi-

Sport-Essentials

Ideal ist es, wenn man bei längerer sportlicher Aktivität ein paar Essentials in Reisegröße für unterwegs dabei hat:

- sanftes Reinigungsmittel (auf deinen Rosacea-Typ abgestimmt)
- Pflegeprodukt
- mineralischer Sonnenschutz (zum Nachcremen)
- Kosmetiktücher zum sanften Abtupfen

kronisierten Mineralien hergestellt wird, die als sehr wasserbeständig eingestuft werden. Er ist frei von Ölen, schwerelos und ideal, wenn man schnell schwitzt, denn er läuft nicht in die Augen und mattiert die Haut zusätzlich. Am besten trägt man beim Sport im Freien eine Schirmmütze als zusätzlichen Schutz gegen direkte Sonneneinstrahlung. Auch ein cleveres Timing ist ideal: Trainiert man früh am Morgen oder abends, ist die UV-Strahlung geringer.

Da Schweißreste die Haut reizen können, sollte man sie etwa 15–20 Minuten nach dem Sport sanft reinigen, am besten mit lauwarmem Wasser (heißes Wasser kann die ohnehin erwärmte Haut zusätzlich stressen). Anschließend trägt man die individuell abgestimmte Pflege auf, um die Hautbarriere zu stärken und Feuchtigkeitsverlust zu vermeiden.

Make-up für Rosacea-Haut

Bei Rosacea ist nicht nur die Pflege, sondern auch das Make-up entscheidend für das Wohlbefinden deiner Haut. Eine falsch gewählte Grundierung, Puder und andere Make-up-Artikel können Entzündungen verschlimmern und neue Schübe auslösen – auch wenn du bei der Hautpflege alles richtig machst.

Die gute Nachricht lautet: Bei Rosacea muss man nicht grundsätzlich auf Make-up verzichten. Von dieser Hautkrankheit Betroffene legen verständlicherweise oft großen Wert darauf, gerötete oder entzündete Stellen im Gesicht zu kaschieren. Aber in solchen Fällen ist es besonders wichtig, zu den richtigen Produkten zu greifen, um die Haut nicht noch mehr zu reizen. Hier ist also auch besondere Aufmerksamkeit bei der Auswahl des Make-ups gefragt.

Herkömmliches Make-up kann problematisch sein

Bevor ich dir verrate, welches Make-up ich für Rosacea-Haut empfehle, möchte ich dir erklären, welche Probleme viele herkömmliche Produkte bei empfindlicher Haut hervorrufen können und warum.

ABDICHTUNG DER HAUT Viele Foundation-Produkte bilden einen dichten Film auf deiner Haut. Dieser behindert die natürliche Transpiration und Wärmeabgabe und kann zu einem Wärmestau unter dem Make-up führen. Gerade für Rosacea-Haut, die ohnehin zu Überwärmung und Rötungen neigt, kann dieser Wärmestau ein starker Trigger für neue Schübe sein.

SCHÄDLICHE INHALTSSTOFFE Zahlreiche Make-up-Produkte enthalten problematische Inhaltsstoffe, wie bestimmte Silikone, künstliche Duftstoffe, Alkohol oder chemische Konservierungsmittel. Diese können die Hautbarriere weiter schwächen und Irritationen verursachen. Besonders kritisch sind auch Talkum und andere Füllstoffe, die die Poren verstopfen können.

CHEMISCHE FILTER Make-up mit integriertem Sonnenschutz enthält oft chemische UV-Filter, die – wie ich bereits erklärt habe (Seite 40) – Rosacea-Schübe begünstigen können.

AGGRESSIVE REINIGUNG Je deckender und wasserfester das Make-up, desto intensiver muss die abendliche Reinigung sein. Diese zusätzliche mechanische und chemische Belastung kann deine Rosacea-Haut unnötig stressen.

Warum mineralisches Make-up die beste Wahl ist

Ich empfehle meinen Rosacea-Klientinnen und -Klienten ausschließlich mineralisches Make-up. Warum? Die Vorteile sind überzeugend:

MINERALISCHER LICHTSCHUTZ Mineralische Make-up-Produkte enthalten natürliche Mineralien, die einen physikalischen Sonnenschutz bieten, ohne die Haut zu erwärmen oder zu reizen.

HÖHERE DURCHLÄSSIGKEIT Anders als viele herkömmliche Produkte bilden qualitativ hochwertige mineralische Kosmetika keinen vollständig versiegelnden Film auf der Haut. Die feinen Mineralteilchen legen sich wie ein lockerer Schleier auf die Haut, was die natür-

Experten-Tipp zum Auftragen von Make-up

Verwende zum Auftragen von mineralischem Make-up spezielle, sehr weiche Pinsel oder einen sauberen Make-up-Schwamm. Tupfe das Produkt sanft auf die Haut, anstatt zu reiben oder zu streichen. Beginne mit einer sehr kleinen Menge und baue die Deckkraft langsam auf – das gibt ein natürlicheres Ergebnis und reizt die Haut weniger.

liche Transpiration und Wärmeregulierung weniger behindert als Produkte mit filmbildenden Inhaltsstoffen.

WASSERABWEISEND Viele mineralische Produkte sind von Natur aus wasserabweisend, ohne dass aggressive Zusatzstoffe nötig sind. Das ist besonders wichtig bei starkem Schwitzen.

ANORGANISCH Die Inhaltsstoffe sind nicht organischen Ursprungs und bieten daher keinen Nährboden für Bakterien – ein großer Vorteil bei entzündlicher Rosacea.

ENTZÜNDUNGSHEMMEND Mineralien wie Zink haben sogar leicht entzündungshemmende Eigenschaften, die deiner Rosacea-Haut zusätzlich guttun können.

OHNE KONSERVIERUNGSSTOFFE Da Mineralien nicht verderben, benötigen diese Produkte keine oder deutlich weniger Konservierungsstoffe.

Make-up für die Augen bei Augen-Rosacea

Gerade bei Augen-Rosacea (Typ 4) ist besondere Vorsicht geboten: Ich empfehle, ausschließlich mineralische Lidschatten ohne Glitzer- oder Schimmerpartikel zu verwenden, die in die Augen fallen und reizen können. Wähle eine Wimperntusche, die keine aggressive Lösungsmittel enthält und die sich mit warmem Wasser leicht entfernen lässt. Bei Eyelinern sind feste Produkte auf mineralischer Basis besser als flüssige, die oft Konservierungsstoffe und Alkohol enthalten. Verzichte komplett auf wasserfeste Augen-Make-up-Produkte, da diese zu intensiv gereinigt werden müssen.

ROUGE UND BRONZER Greife auch hier zu mineralischen Produkten und meide solche mit Schimmer oder Glitzer, da diese die Haut zusätzlich reizen können.

Das richtige Abschminken – sanft und gründlich

So wichtig wie das richtige Make-up ist auch die schonende Entfernung am Abend. Verwende dafür stets lauwarmes (nie heißes) Wasser und sanfte Reinigungsmittel für mineralisches Make-up. Spüle sie besonders gründlich ab, um alle Reste zu entfernen. Achte dabei darauf, nie an deiner Haut zu reiben, sondern arbeite mit sanftem Druck. Verzichte grundsätzlich auf Abschmink-Tücher mit Alkohol oder anderen reizenden Inhaltsstoffen.

Extra Tipp

An Tagen mit akuten Rosacea-Schüben schützt ein gutes mineralisches Make-up mit LSF deine Haut vor äußeren Einflüssen wie Wind und Sonne. Denke daran: Das Make-up sollte deine Haut unterstützen, nicht zusätzlich belasten.

Claras Make-up-Dilemma

Clara kam mit einer stark entzündeten Rosacea Typ 2 zu mir. Um ihre Rötungen zu kaschieren, verwendete sie eine deckende, langhaltende Foundation und ein stark abpuderndes Setting-Powder. Ihr Teint sah zwar tagsüber ebenmäßig aus, aber abends nach dem Abschminken war ihre Haut röter und gereizter als am Morgen.

Was sie nicht verstand: Das Make-up, das ihr kurzfristig half, verschlimmerte langfristig ihre Symptome! Die Foundation mit chemischen UV-Filtern sowie das talkumhaltige Puder versiegelten ihre Haut. Zudem musste sie abends intensive Reinigungsmittel verwenden, um alles rückstandslos zu entfernen.

Nach der Umstellung auf mineralisches Make-up mit physikalischem Lichtschutz und auf eine sanftere Reinigungsroutine verbesserte sich ihr Hautbild innerhalb weniger Wochen deutlich.

Demodexmilbe und Hautbalance

Demodexmilben sind mikroskopisch kleine Spinnentiere, die natürlicherweise auf unserer Haut leben. Bei einer gesunden Hautbarriere bleiben sie im Gleichgewicht. Gerät die Haut jedoch in eine Dysbalance, können sich diese Milben übermäßig vermehren und Entzündungen verstärken.

Vielleicht hast du schon einmal von Demodexmilben im Zusammenhang mit Rosacea gehört. Diese winzigen Bewohner unserer Haut – genauer gesagt, die Arten Demodex folliculorum und Demodex brevis – leben in unseren Haarfollikeln und Talgdrüsen. Sie sind völlig harmlos und eine gesunde Haut kommt mit ihnen klar. Denn bei einer gesunden, ausbalancierten Haut bleiben diese Milben in ihrer Anzahl begrenzt und verursachen keinerlei Probleme. Sie sind einfach Teil unseres Hautökosystems. Vermehren sich bei einer Hauterkrankung, wie zum Beispiel bei Rosacea, die Demodexmilben sehr stark, liegt der Schlüssel zur Heilung nicht in der Bekämpfung der Milben, sondern in der Wiederherstellung einer gesunden Hautbarriere.

Was ich in meiner Praxis oft feststelle: Die Milben haben dann eine Chance, sich übermäßig zu vermehren, wenn die Hautbarriere geschwächt ist. Eine gestörte Hautbarriere, wie sie bei Rosacea typisch ist, schafft ein Milieu, in dem sich die Demodexmilben wohlfühlen und vermehren können. Es entsteht ein Teufelskreis – die geschwächte Hautbarriere begünstigt die Vermehrung der Milben, und die erhöhte Milbenpopulation reizt die Haut zusätzlich.

In all den Jahren meiner Arbeit mit Rosacea-Betroffenen habe ich eine wichtige Erkenntnis gewonnen: Die systematische Umstellung der Pflege auf den persönlichen Rosacea-Typ trägt entscheidend dazu bei, dass sich die Haut normalisiert – und damit auch die Demodexmilbenpopulation wieder ins Gleichgewicht kommt.

Der natürliche Weg zur Hautbalance

Mein Ansatz zur Harmonisierung der Hautbarriere bei erhöhter Demodexmilbenpopulation basiert auf folgenden natürlichen Prinzipien:

GEWOHNHEITEN ANPASSEN Kleine Änderungen im Alltag können Großes bewirken, etwa:

- die Anpassung der Hautpflege an den individuellen Rosacea-Typ
- das Waschen von Handtüchern und Bettwäsche bei mindestens 60 °C
- das häufige Wechseln von Kissenbezügen, idealerweise anfangs jeden Tag
- das regelmäßige Reinigen von Make-up-Pinsel und -Schwämmchen
- die Verwendung von Papiertüchern für die Gesichtspflege

GANZHEITLICHER ANSATZ Die Hautbarriere wird nicht nur von außen gestärkt – auch die innere Balance spielt eine wichtige Rolle. Für eine Unterstützung von innen ist eine Ernährung mit viel Gemüse, Omega-3-Fettsäuren und wenig Zucker, das Trinken von ausreichend stillem Wasser sowie die Reduzierung von Stress hilfreich. Achte auf guten Schlaf, denn die Regeneration der Haut findet hauptsächlich nachts statt. Auch Entspannungstechniken sind förderlich.

Wichtig zu verstehen

Die Demodexmilbe ist nicht immer die Ursache der Rosacea, sondern ein Faktor, der bei gestörter Hautbarriere die Symptome verstärken kann. Der natürliche Weg führt deshalb nicht über die aggressive Bekämpfung der Milben, sondern über die liebevolle Wiederherstellung einer gesunden Hautbarriere.

GEDULD IST WICHTIG Der natürliche Weg zur Wiederherstellung der Hautbarriere und damit zur Regulierung der Demodexmilbenpopulation braucht Zeit. Anders als aggressive Methoden, die kurzfristige Ergebnisse, aber langfristige Schäden verursachen können, ist der sanfte Weg nachhaltig wirksam.

Achte während des Heilungsprozesses auf die Signale deiner Haut:

- Ein leichtes Spannungsgefühl deutet auf Trockenheit hin – passe deine Feuchtigkeitspflege an.
- Verstärkte Rötungen nach der Anwendung neuer Produkte können ein Warnsignal sein – gehe einen Schritt zurück.
- Juckreiz kann ein Zeichen sein, dass deine Hautbarriere noch geschwächt ist.
- Eine glattere Hauttextur und weniger »Hitzegefühl« sind positive Zeichen der Besserung.
- Wenn deine Haut morgens weniger gerötet aussieht, ist das ein Zeichen, dass die Hautbarriere sich regeneriert.

MEIN PERSÖNLICHES FAZIT In meiner Praxis konnte ich immer wieder beobachten, dass die Stärkung der Hautbarriere der nachhaltigste und schonendste Ansatz ist, um die Demodexmilbenpopulation zu regulieren. Die Ergebnisse kommen vielleicht nicht über Nacht, aber sie sind tiefgreifend und langanhaltend.

Emmas Weg zu einer guten Hautbalance

Emma (37) kam mit einer stark geröteten Haut mit vielen kleinen Pusteln zu mir. Hautabstriche hatten eine erhöhte Anzahl von Demodexmilben gezeigt. Statt aggressiver Mittel gegen die Milben setzten wir auf eine sanfte, aber konsequente Wiederherstellung ihrer Hautbarriere: Wir stellten ihre Pflege auf ihren Rosacea Typ 2 um und integrierten in langsamen Schritten mehrmals wöchentlich Milchsäure in ihre Pflegeroutine.

Nach 6 Wochen zeigte sich bereits eine deutliche Beruhigung ihrer Haut. Nach 4 Monaten waren die Pusteln fast vollständig verschwunden. Ein Kontroll-Hautabstrich bestätigte: Die Demodexmilbenpopulation hatte sich normalisiert – ohne dass wir sie direkt bekämpft hatten. Emmas Kommentar: »Ich bin begeistert, dass der sanfte Weg zum Erfolg geführt hat. Meine Haut fühlt sich endlich wieder wie meine eigene an.«

Meine Hausmittel für akute Schübe zur äußeren Anwendung

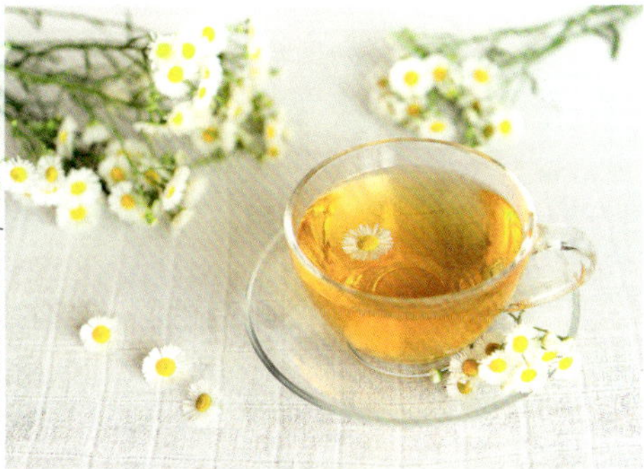

© Olena Svechkova/stock.adobe.com

Kamillentee (gekühlt) als Kompresse auflegen: Kamille enthält Flavonoide wie Apigenin und ätherische Öle mit stark entzündungshemmenden und hautberuhigenden Eigenschaften. Sie kann Rötungen mindern und die Hautbarriere stärken. Für die Anwendung: Bereite einen starken Kamillentee zu (2–3 Teebeutel oder 2 EL getrocknete Kamillenblüten auf 250 ml Wasser), lasse ihn abkühlen und tränke ein sauberes Baumwolltuch oder Mullkompressen darin. Lege die Kompresse für 10–15 Minuten auf die geröteten Bereiche. Dies kann 2- bis 3-mal täglich wiederholt werden, besonders bei akuten Schüben.

Grüner Tee enthält Polyphenole, die sowohl innerlich als auch äußerlich beruhigend wirken können. Besonders wertvoll ist seine antimikrobielle Wirkung, die helfen kann, Hautunreinheiten zu reduzieren, welche bei der papulopustulösen Rosacea auftreten können. Für die äußerliche Anwendung: Bereite einen starken grünen Tee zu, kühle ihn im Kühlschrank ab und verwende ihn entweder als Gesichtswasser (mit einem Wattepad auftragen) oder 10 Minuten als Kompresse. Die sekundären Pflanzenstoffe im grünen Tee können dabei helfen, übermäßige Bakterienbesiedlung zu regulieren und gleichzeitig die Haut zu beruhigen.

Schwarztee-Kompresse: Bereite einen starken Schwarztee zu (2 Teebeutel auf 250 ml Wasser), lasse ihn abkühlen und tränke ein sauberes Baumwolltuch darin. Die Kompresse für 5–10 Minuten locker auf betroffene Stellen legen. Die Tannine im Schwarztee wirken adstringierend, entzündungshemmend und gefäßverengend, was Rötungen und Schwellungen bei akuten Schüben reduzieren kann. Die enthaltenen Antioxidantien unterstützen zudem die Hautregeneration.

Säule 2: **Ernährung** – Was nährt dich **und** was könnte deine **Haut** belasten?

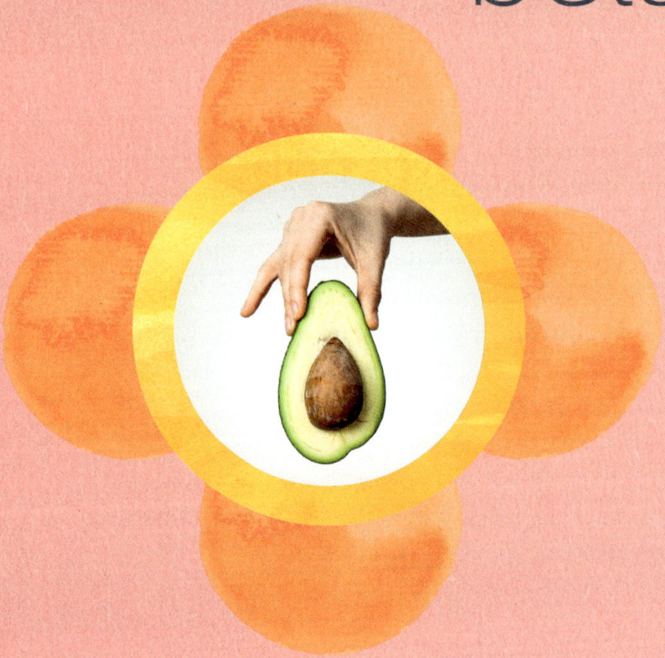

Richtige Ernährung bei Rosacea

Stell dir vor: Was wäre, wenn du selbst die Entzündungsprozesse in deinem Körper beeinflussen und dadurch deine Rosacea auf natürliche Weise in den Griff bekommen könntest? Genau das ist möglich – mit der richtigen, auf dich abgestimmten Ernährung.

Unsere Gesundheit – auch die Gesundheit unserer Haut – beginnt im Kleinen, in jeder einzelnen Zelle unseres Körpers. Diese Zellen brauchen die richtigen Nährstoffe, um optimal Energie gewinnen zu können. Wenn wir unseren Körper mit den passend auf unsere individuellen Bedürfnisse abgestimmten Lebensmitteln versorgen, kann der Stoffwechsel auf Hochtouren laufen, was zu mehr Vitalität, größerem Wohlbefinden und letztlich auch zu einer gesünderen Haut führt. Es ist wie bei einem Auto – mit dem richtigen Kraftstoff läuft der Motor sauber und effizient.

Warum eine angepasste Ernährung so wichtig ist

Ernährung ist eines der Themen, die bei Rosacea immer wieder für Verunsicherung sorgen. Viele Betroffene denken, es reiche aus, einfach auf Histamine, Gluten, Fructose oder Laktose zu verzichten, um die Haut zu beruhigen. Doch so einfach ist es leider nicht – und oft beginnt damit eine Endlosschleife voller Einschränkungen, die kaum echte Besserung bringen.

Es geht nicht in erster Linie darum, möglichst viele »entzündungshemmende Lebensmittel« zu essen oder bestimmte Nahrungsmittel strikt vom Speiseplan zu streichen. Viel wichtiger ist es, dem Körper Nahrungsmittel zu geben, die er gut verdauen und verwerten kann. Eine solche Ernährung fördert die optimale Nährstoffaufnahme und unterstützt die Balance des Immunsystems – was als Teil eines ganzheitlichen Gesundheitsansatzes dazu beitragen kann, entzündliche Prozesse im Körper zu reduzieren.

Um zu verstehen, wie Entzündungen im Körper entstehen – und wie sie sich wieder beruhigen lassen –, lohnt sich ein Blick auf unseren Stoffwechsel. Denn nur wenn dieser gut funktioniert, kann der Körper mit Belastungen besser umgehen, Entzündungen regulieren und insgesamt wieder mehr Toleranz aufbauen.

Wie funktioniert der Stoffwechsel?

Dein Stoffwechsel funktioniert wie ein komplexes, vielschichtiges System, in dem zahlreiche biochemische Prozesse zusammenwirken. Die Nahrung, die du zu dir nimmst, beeinflusst dieses System maßgeblich – sie kann unterstützend wirken, aber auch Ungleichgewichte verursachen,

Das Wichtigste in Kürze

Die Ernährung spielt eine entscheidende Rolle bei der Regulierung von Entzündungsprozessen im Körper und kann Rosacea-Symptome deutlich beeinflussen. Was du isst, beeinflusst nicht nur deine Verdauung, sondern auch dein Hautmikrobiom, deine Hormonsituation und deine Entzündungswerte. Jeder Mensch reagiert aufgrund seiner individuellen genetischen Ausstattung und Stoffwechselsituation unterschiedlich auf Lebensmittel – daher ist ein personalisierter Ansatz bei Rosacea besonders wertvoll.

wenn bestimmte Bestandteile für deinen individuellen Organismus weniger gut verträglich sind.

Solche Ungleichgewichte können sich als chronische niedriggradige Entzündungsprozesse manifestieren, die oft im Verdauungstrakt beginnen und nicht immer sofort spürbare Symptome verursachen. Bei Hautzuständen wie Rosacea deutet die Forschung zunehmend auf eine Verbindung zwischen Darmgesundheit und Hauterscheinungen hin – was als Darm-Haut-Achse bezeichnet wird.

Deine Haut kann daher, neben anderen Faktoren wie Genetik, Umwelteinflüssen und Hormonen, auch den Zustand deiner inneren Balance widerspiegeln. Ein ganzheitlicher Ansatz, der die individuelle Ernährung und Stoffwechselgesundheit berücksichtigt, kann daher bei vielen Menschen nicht nur das allgemeine Wohlbefinden verbessern, sondern möglicherweise auch positive Auswirkungen auf die Hautgesundheit haben.

Verbindung zwischen Ernährung und Haut

Die Verbindung zwischen Ernährung, Verdauung und Hautgesundheit wird durch folgende Erkenntnisse gestützt:

STOFFWECHSELEFFIZIENZ Der Verdauungsprozess selbst verbraucht Energie und Körperkraft – man spricht hier von metabolischen Ressourcen. Leichter verdauliche Nahrung verlangt deinem Körper weniger Verdauungsarbeit ab, wodurch mehr Energie für andere wichtige Prozesse wie die Reparatur geschädigter Hautzellen und die Regeneration deiner Hautbarriere zur Verfügung steht.

MIKRONÄHRSTOFFABSORPTION Die Aufnahme von Nährstoffen kann durch eine beeinträchtigte Darmbarrierefunktion negativ beeinflusst werden. Bei vielen Rosacea-Betroffenen beobachte ich, dass sie in der Hoffnung auf Besserung ihrer Hautsymptome zahlreiche Nahrungsergänzungsmittel einnehmen. Leider ist das oft nicht so wirksam wie erhofft: Bei einem gestörten Stoffwechsel und Problemen mit der Darmbarriere – wie sie bei Rosacea häufiger vorkommen können – werden diese wertvollen Nährstoffe möglicherweise nicht optimal aufgenommen und erreichen die Zellen, wo sie eigentlich benötigt würden, nicht in ausreichender Menge. Du kannst es mit dem Versuch vergleichen, in einem löchrigen Eimer Wasser zu transportieren – ein Teil geht unterwegs verloren. Der effektivere Ansatz ist daher, zunächst die Aufnahmefähigkeit des Körpers zu verbessern, bevor man ihn mit zusätzlichen Nährstoffen versorgt.

DARM-HAUT-ACHSE Bestimmte Bakterienstämme produzieren bioaktive Substanzen (Metaboliten), die teilweise entzündungshemmende Eigenschaften aufweisen. Diese können über verschiedene Wege, einschließlich des Blutkreislaufs sowie über immunologische Signalwege, mit der Haut interagieren und bei manchen Hauterkrankungen beruhigend wirken.

POSTPRANDIALE INFLAMMATION Nach einer Mahlzeit kann es zu einem kurzzeitigen Anstieg von Entzündungsmarkern im Blut kommen – ein Phänomen, das als »postprandiale Inflammation« bekannt ist. Wie stark diese Entzündungsreaktionen ausfallen, hängt maßgeblich von der Zusammensetzung der Mahlzeit ab. Besonders Mahlzeiten, die reich an Zucker, gesättigten Fetten oder stark verarbeiteten Kohlenhydraten sind, können diese Reaktion verstärken. Nach meiner Erfahrung als Rosacea-Coach können diese kurzfristigen Entzündungen bei vielen Rosacea-Betroffenen zu einer Verschlimmerung der Hautreaktionen führen. Die Haut reagiert dabei oft empfindlicher, da sie als Spiegelbild unserer Gesundheit fungiert. Die feinen biochemischen Prozesse im Körper, die nach einer Mahlzeit in Gang gesetzt werden, können sich über das Blut auch auf die Haut auswirken und dort als verstärkte Rötungen oder Unregelmäßigkeiten sichtbar werden. Wenn wir verstehen, wie der Körper auf Nahrung reagiert, können wir gezielt Mahlzeiten wählen, die Entzündungen minimieren und das Hautbild langfristig positiv beeinflussen.

GENETISCHE VARIABILITÄT Genetische Unterschiede erklären, warum dieselben Lebensmittel bei verschiedenen Menschen unterschiedliche Reaktionen auslösen können. Zum Beispiel besitzen manche

Menschen aufgrund ihrer genetischen Ausstattung weniger von bestimmten Verdauungsenzymen. So verfügt ein Großteil der Weltbevölkerung im Erwachsenenalter nicht mehr über ausreichend Laktase, das Enzym zum Abbau von Milchzucker – wobei die Häufigkeit je nach genetischer Herkunft stark variiert. Andere genetische Varianten beeinflussen, wie effizient der Körper Eiweiße verdaut oder Histamin abbaut. Wissenschaftler diskutieren auch darüber, ob auch die Blutgruppe eine Rolle dabei spielt, wie gut bestimmte Nahrungsmittel vertragen werden – was erklären würde, warum manche Ernährungsformen nicht für jeden gleich gut funktionieren.

Nahrungsumstellung auf eigene Faust ist nicht ratsam

In meiner langjährigen Praxiserfahrung beobachte ich immer wieder ein problematisches Muster: Viele Menschen mit Rosacea folgen allgemeinen Ernährungsempfehlungen und streichen auf eigene Faust, ohne eine fachlich fundierte Ernährungsberatung in Anspruch zu nehmen, nach und nach histaminhaltige, glutenhaltige oder fructosehaltige Lebensmittel aus ihrem Speiseplan. Dabei wissen sie gar nicht, ob dies tatsächlich zu ihrer individuellen Stoffwechselsituation passt und ob ihnen dies letztlich nicht eher schadet.

Denn die Folge kann eine drastisch eingeschränkte Nahrungsmittelpalette sein, die zu Nährstoffmängeln führen kann und den Körper in eine noch größere Dysbalance bringt als zuvor. Ich erlebe oft Klienten, die durch unnötige Selbsteinschränkungen wichtige Nährstoffe nicht mehr ausreichend aufnehmen und deren Hautprobleme sich dadurch sogar verschlimmern. Die gut gemeinte »Vermeidungsstrategie« wird so ungewollt zum Teil des Problems.

Viele Nahrungsmittelunverträglichkeiten entwickeln sich nicht von Anfang an, sondern können durch jahrelange Fehlernährung oder ein geschwächtes Verdauungssystem entstehen. In meiner Praxis sehe ich immer wieder, dass Personen, deren Körper wieder ins Gleichgewicht kommt, Lebensmittel besser vertragen, die zuvor als problematisch galten. Allerdings sind nicht alle Unverträglichkeiten reversibel, da ihre Ursachen individuell variieren.

Was bei dem einen als klarer Trigger wirkt, kann bei dem anderen völlig unproblematisch oder sogar vorteilhaft sein. Der Schlüssel liegt darin, den eigenen Körper zu verstehen – mit seinen einzigartigen genetischen Voraussetzungen, seinem aktuellen Gesundheitszustand und seinen spezifischen Stoffwechselprozessen.

Dein Körper als einzigartiges Ganzes

Wenn wir über Ernährung bei Rosacea sprechen, müssen wir zunächst verstehen: Dein Körper ist ein faszinierendes Gesamtsystem, in dem alles miteinander verbunden ist. Die Nahrung, die du zu dir nimmst, beeinflusst nicht nur deine Verdauung, sondern auch andere Körperfunktionen, wie zum Beispiel:

- dein Immunsystem und dessen Entzündungsreaktionen
- deine Hormonsituation
- dein Darmmikrobiom (das auch in bestimmten Wechselwirkungen mit deinem Hautmikrobiom stehen kann)
- die Funktionen deiner Stoffwechselorgane wie Leber und Nieren
- die Durchblutung deiner Haut
- die Verfügbarkeit essenzieller Nährstoffe für die Synthese von Kollagen und anderen strukturellen Hautkomponenten

Unsere Gene beeinflussen grundlegend, wie unser Körper Nährstoffe verarbeitet. Manche Menschen sind genetisch bedingt besonders empfindlich gegen Histamin oder reagieren stärker auf Gluten. Diese genetische Veranlagung ist jedoch kein unabänderliches Schicksal. Die Wissenschaft der Epigenetik zeigt, dass Umweltfaktoren und der Lebensstil, einschließlich der Ernährung, die Aktivität bestimmter Gene beeinflussen können.

Mit einer individuell abgestimmten Ernährung lassen sich potenziell negative Auswirkungen einer genetischen Prädisposition, etwa für Entzündungen oder Rosacea, abmildern. Wichtig ist jedoch zu beachten, dass die zugrunde liegende genetische Veranlagung bleibt und eine personalisierte Ernährung nicht für alle gleichermaßen wirksam ist.

Wie kann die Ernährung Rosacea verstärken?

Um zu verstehen, welchen Einfluss die Ernährung auf deine Rosacea hat, hilft es, wenn du dir klarmachst, auf welchem Wege das, was du isst, deine Rosacea verstärken kann.

Der Entzündungsweg

Bestimmte Lebensmittel können im Körper Entzündungsbotenstoffe freisetzen, die über den Blutkreislauf auch die Haut erreichen. Dort können sie Entzündungsreaktionen auslösen oder bestehende Entzündungen verstärken. Da Rosacea mit chronischen Entzündungsprozessen verbunden ist, können ungeeignete Lebensmittel bei Betroffenen die Symptome verschlimmern. Allerdings ist die Reaktion individuell unterschiedlich, da genetische Veranlagungen, der Stoffwechsel und die allgemeine Gesundheit eine Rolle spielen.

Ein Beispiel sind stark verarbeitete Lebensmittel mit künstlichen Zusatzstoffen: Bei einigen Menschen mit Rosacea können sie die Entzündungsneigung der Haut erhöhen und Rötungen oder Pusteln verstärken. Doch nicht alle reagieren gleich – während manche empfindlich auf spezifische Zusatzstoffe reagieren, zeigen andere kaum Auswirkungen. Eine individuelle Betrachtung ist daher entscheidend.

4 WEGE, AUF DENEN ROSACEA DURCH DIE ERNÄHRUNG VERSTÄRKT WERDEN KANN

1. ENTZÜNDUNGSWEG
ENTZÜNDUNGEN DURCH BOTENSTOFFE, ETWA IN STARK VERARBEITETEN LEBENSMITTELN

2. GEFÄẞWEG
FLUSH-REAKTIONEN DURCH NAHRUNGSMITTEL, DIE DIE BLUTGEFÄẞE ERWEITERN

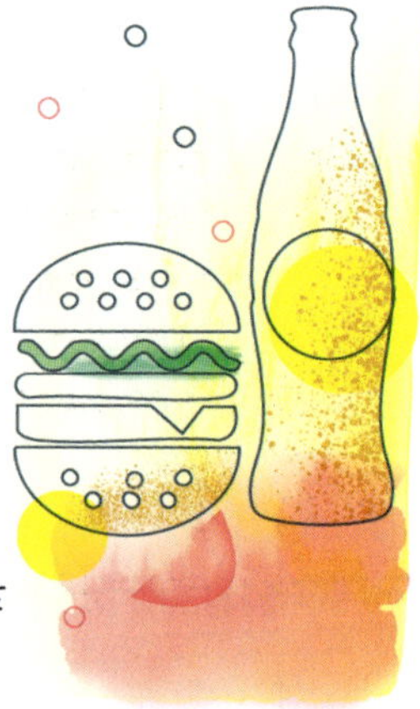

3. DARM-HAUT-WEG
EIN UNAUSGEWOGENES MIKROBIOM FÜHRT ZU SYSTEMISCHEN ENTZÜNDUNGEN UND EINER SCHWACHEN HAUTBARRIERE

4. UNVERTRÄGLICHKEITSWEG
ENTZÜNDUNGEN DURCH HISTAMINEMPFINDLICHKEIT, GLUTENSENSITIVITÄT ODER ANDERE LEBENSMITTEL-UNVERTRÄGLICHKEITEN UND -ALLERGIEN

Der Gefäßweg

Manche Nahrungsmittel und Getränke bewirken eine Erweiterung der Blutgefäße. Da bei Rosacea die Gesichtsgefäße zu Erweiterung und Instabilität neigen, können solche Lebensmittel unmittelbar Flush-Reaktionen (plötzliche, intensive Rötungen) auslösen.

Der Darm-Haut-Weg

Ein unausgewogenes Mikrobiom kann systemische Entzündungen fördern und die Hautbarriere schwächen, was auch Rosacea-Symptome beeinflussen kann.

Eine ballaststoffarme Ernährung, die reich an raffinierten Kohlenhydraten ist, kann das Gleichgewicht der Darmbakterien stören. Ich konnte beobachten, dass manche Betroffene durch eine Ernährungsumstellung mit mehr Ballaststoffen eine Beruhigung ihrer Rosacea-Symptome erfahren haben. Wichtig ist jedoch, Ballaststoffe schrittweise in die Ernährung zu integrieren. Viele Rosa-

Typische Nahrungsmittel-Trigger bei Rosacea

Folgende Lebensmittel und Getränke werden besonders häufig mit Rosacea-Schüben in Verbindung gebracht:

- Alkohol, besonders Rotwein und Spirituosen
- scharfe Gewürze (Chili, Pfeffer, Cayenne)
- histaminreiche Lebensmittel (gereifter Käse, Rotwein, fermentierte Lebensmittel)
- koffeinhaltige Getränke
- Milchprodukte (bei manchen Menschen)
- glutenhaltige Produkte (bei Glutenempfindlichkeit)
- stark verarbeitete Lebensmittel mit vielen Zusatzstoffen
- große Mengen an Zucker
- bestimmte Nüsse und Zitrusfrüchte

Beachte aber: Nicht jeder reagiert auf alle diese Trigger!

cea-Betroffene reagieren anfangs empfindlich auf plötzliche Mengensteigerungen, was zu Blähungen oder Verstopfung führen kann. Um dies zu vermeiden, empfehle ich, mit kleinen Änderungen zu beginnen, zum Beispiel mit einem halben Esslöffel geschroteter Leinsamen im Porridge oder einer kleinen Menge Flohsamenschalen in Wasser oder im Porridge. So kann sich das Mikrobiom langsam anpassen, und unangenehme Nebenwirkungen werden reduziert.

Der Unverträglichkeitsweg

Lebensmittelunverträglichkeiten und -allergien können systemische Entzündungsreaktionen auslösen, die sich auch auf der Haut manifestieren können. Manche Rosacea-Betroffene haben zudem eine erhöhte Histaminempfindlichkeit, die Rosacea-Symptome verstärken kann. Zudem kann etwa bei Menschen mit einer unerkannten Glutensensitivität der Verzehr von Weizenprodukten zu verstärkten Hautrötungen führen.

Welche Ernährungsform passt zu dir?

Wie findest du heraus, welche Ernährung für deinen individuellen Stoffwechsel am besten geeignet ist? Die Antwort liegt in einem personalisierten Ansatz. Jeder Mensch ist einzigartig und benötigt für eine optimale Gesundheit die Nahrungsmittel, die gut zu seinem persönlichen Stoffwechsel passen.

Wie bereits im Kapitel »Warum eine angepasste Ernährung so wichtig ist« (Seite 57) erwähnt, ist es für unsere Zellen wichtig, perfekt auf unsere individuellen Bedürfnisse abgestimmte Nährstoffe zu erhalten. Das bedeutet eine individuelle, physiologische Ernährungsweise.

Es gibt aber auch allgemeingültige Fakten zur Ernährung, die für die meisten Menschen relevant sind. Für dich bedeutet dies, dass dir diese allgemeinen Informationen als Orientierung dienen können, indem sie dir aufzeigen, welche Aspekte der Ernährung besondere Beachtung finden sollten. Ich möchte jedoch darauf hinweisen, dass ein individueller Ernährungsplan sehr viel effektiver ist und dass du dir unbedingt einen solchen erstellen solltest.

Allgemeine Ernährungsprinzipien für gesunde Haut

Was auf deinem Teller landet, bestimmt maßgeblich den Zustand deiner Haut. Deine Zellen benötigen spezifische Nährstoffe, um optimal zu funktionieren – deshalb lohnt es sich, einen genaueren Blick auf deine Nahrungsmittelauswahl zu werfen.

Für die meisten Rosacea-Betroffenen hat es sich als besonders hilfreich erwiesen, auf folgende Lebensmittel oder -bestandteile ein Augenmerk zu richten.

NATÜRLICHE VOLLWERTKOST Setze auf unverarbeitete, frische Lebensmittel mit hohem Antioxidantien-Gehalt, die deinen Zellen hochwertige Nährstoffe liefern.

SYNBIOTISCHE LEBENSMITTEL Um das Gleichgewicht deines Darmmikrobioms zu unterstützen, kann es hilfreich sein, deine Ernährung mit synbiotischen (prä- und probiotischen) Lebensmitteln zu bereichern. Diese können dazu beitragen, eine gesunde Darmflora zu fördern, wobei die Verträglichkeit der jeweiligen Lebensmittel von Person zu Person unterschiedlich sein kann. Eine angepasste Ernährung sollte immer auf den individuellen Bedürfnissen und Reaktionen basieren.

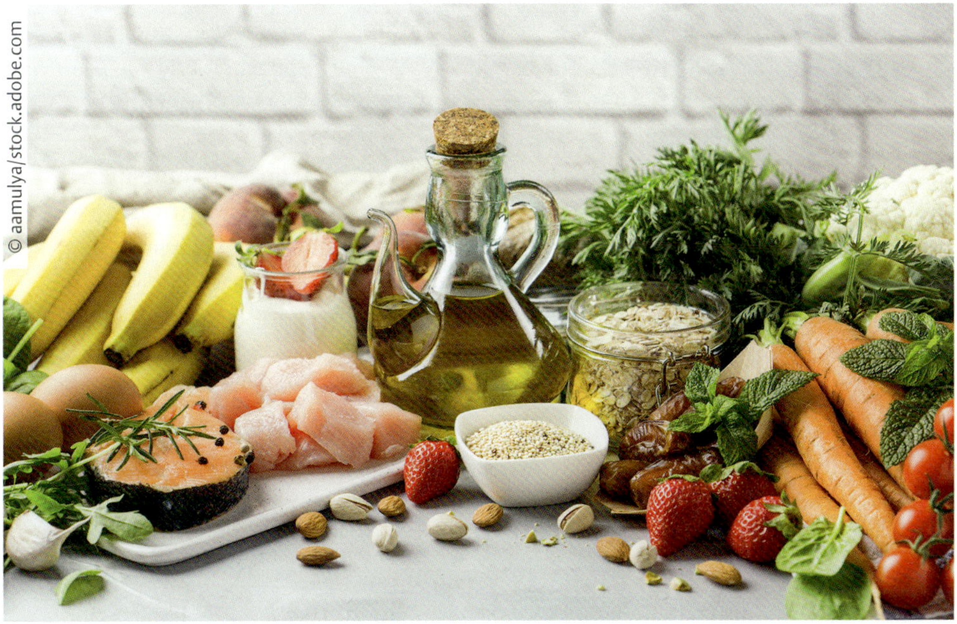

AUSREICHEND FLÜSSIGKEIT Stilles, mineralstoffarmes Wasser (mit einem niedrigen Gehalt an Mineralien wie Natrium, Calcium oder Magnesium) ist der ideale Begleiter, um Stoffwechselprozesse und Entgiftung zu fördern und die Hautbarriere zu stärken. Ein hoher Konsum von Fruchtsäften, Energy- oder Light-Getränken kann Entzündungen fördern, davon ist daher abzuraten.

GLUTEN Bei manchen Menschen, insbesondere solchen mit Zöliakie oder Glutensensitivität, kann Gluten die Freisetzung von Zonulin im Darm anregen – einem Protein, das die Darmbarriere vorübergehend durchlässiger machen kann. Eine erhöhte Darmdurchlässigkeit könnte bei betroffenen Personen zu einem sogenannten Leaky Gut beitragen, was möglicherweise systemische Entzündungsreaktionen begünstigen kann. Bei chronischen Entzündungsprozessen reagiert die Leber oft mit einer verstärkten Eisenbindung (als Teil der Akute-Phase-Reaktion), was in einigen Fällen zu einem funktionellen Eisenmangel in anderen Körpergeweben führen kann. Dies könnte Auswirkungen auf die Mitochondrien (die »Kraftwerke« unserer Zellen, die für die Energieproduktion zuständig sind) und damit auf den allgemeinen Stoffwechsel haben. Es ist jedoch wichtig zu betonen, dass diese Reaktionskette hauptsächlich bei Menschen mit einer Glutenunverträglichkeit eine Rolle spielt und die individuelle Reaktion auf Gluten sehr unterschiedlich sein kann.

VOLLKORN Obwohl Vollkornprodukte in Ernährungsempfehlungen oft positiv hervorgehoben werden, enthalten sie in ihren Samenschutzhüllen neben wertvollen Ballaststoffen auch bioaktive Substanzen wie Lektine, Phytinsäure, Tannine und Enzyminhibitoren. Diese können bei manchen Menschen, besonders solchen mit sensibler Verdauung, die Nährstoffaufnahme beeinträchtigen oder Unverträglichkeitsreaktionen auslösen. Ballaststoffe, die für eine gesunde Verdauung wichtig sind, lassen sich alternativ auch aus Pseudogetreide wie Quinoa oder Buchweizen sowie aus verschiedenen Gemüsesorten beziehen. Diese Alternativen werden von Personen mit empfindlicher Haut oder Verdauungsbeschwerden eventuell besser vertragen. Die optimale Zusammensetzung der Ernährung ist jedoch sehr individuell und kann je nach persönlicher Verträglichkeit variieren.

NACHTSCHATTENGEWÄCHSE In Tomaten, Kartoffeln und Auberginen steckt Solanin – ein pflanzlicher Abwehrstoff, der bei manchen Menschen Entzündungen fördern kann. Interessanterweise zeigen Beobachtungen Zusammenhänge mit der Blutgruppenzugehörigkeit: Menschen mit Blutgruppe 0 und AB vertragen oft Tomaten besser, während Auberginen mit Blutgruppe B harmonieren und Paprika für die Gruppen 0, A und B verträglicher sein kann. Falls du nicht verzichten möchtest, sind geschälte und schonend gedämpfte Varianten die bessere Wahl.

WURZELGEMÜSE Pastinaken, Süßkartoffeln, Topinambur, Kürbis und Möhren bieten eine ausgezeichnete, hautfreundliche Grundlage für deine Mahlzeiten.

MILCHPRODUKTE Verdauungsprobleme durch Milchprodukte können verschiedene Ursachen haben: Laktoseintoleranz entsteht, wenn das Enzym Laktase fehlt, um den Zucker in der Milch zu verdauen. Probleme mit Kasein, dem Milchprotein, können entweder durch eine Allergie oder eine Unverträglichkeit verursacht werden, was zu Verdauungsbeschwerden führen kann.

ZUCKER Übermäßiger Zuckerkonsum belastet deinen Stoffwechsel und kann Entzündungsreaktionen verstärken.

Mein Tipp ist, die Reaktionen auf bestimmte Lebensmittel zu dokumentieren: Führe ein Ernährungstagebuch, in dem du systematisch festhältst, wie deine Haut auf verschiedene Lebensmittel reagiert – so erkennst du deine individuellen Trigger und Verträglichkeiten.

Individuelle Faktoren

Die Blutgruppe

Ein besonders faszinierender Aspekt der personalisierten Ernährung ist die Verbindung zwischen Blutgruppen und Stoffwechselreaktionen. Einige Studien deuten darauf hin, dass die Blutgruppe einen Einfluss auf die Zusammensetzung der Darmflora haben könnte, was wiederum die Reaktion des Körpers auf bestimmte Lebensmittel beeinflusst. Die Blutgruppenforschung bleibt ein spannendes Gebiet mit vielen offenen Fragen, und das Verständnis der komplexen Zusammenhänge steht möglicherweise erst am Anfang.

Dein Stoffwechsel-Typ

Neben der genetischen Grundausstattung und der Blutgruppe kann auch dein individueller Stoffwechsel eine Rolle bei der Gestaltung deiner Ernährung spielen. Einige Ansätze der Ernährungswissenschaft gehen davon aus, dass es verschiedene Stoffwechseltypen gibt, die sich darin unterscheiden, wie effizient der Körper bestimmte Nährstoffe wie Kohlenhydrate verarbeitet.

DER SCHNELLVERBRENNER Diese Menschen verstoffwechseln Kohlenhydrate schnell. Zu viele einfache Kohlenhydrate können bei ihnen starke Blutzuckerschwankungen auslösen. Auf Kohlenhydratmangel reagiert ihr Körper oft mit dem Abbau von Muskeleiweiß, um daraus Glucose zu gewinnen – ein ineffizienter und belastender Prozess für den gesamten Organismus. Die Schnellverbrenner profitieren von einer protein- und fettreichen Ernährung, da diese ihren Blutzuckerspiegel stabilisieren und sie vor starken Blutzuckerschwankungen schützen kann.

DER LANGSAMVERBRENNER Menschen dieses Typs verarbeiten Kohlenhydrate in einem gemächlicheren Tempo und fühlen sich mit einer ausgewogenen, pflanzenreichen Kost nach mediterranem Vorbild am wohlsten. Nach sehr fett- oder eiweißreichen Mahlzeiten verspüren sie oft Müdigkeit und Erschöpfung.

DER MISCHVERBRENNER Der dritte Typ benötigt regelmäßige Abwechslung auf dem Teller. Einseitige Ernährungsweisen führen bei Mischverbrennern schnell zu Unwohlsein und Stoffwechselproblemen. Ihr Organismus ist darauf ausgelegt, flexibel zwischen verschiedenen Energiequellen zu wechseln, was eine abwechslungsreiche Verteilung der Makronährstoffe (Proteine, Kohlenhydrate und Fette) erfordert.

Rosacea-Management durch individuell abgestimmte Ernährung

Bei meiner täglichen Arbeit mit Rosacea-Betroffenen hat sich ein klares Muster herauskristallisiert: Die Einheitslösung gibt es nicht. Jeder Mensch reagiert unterschiedlich auf Nahrungsmittel, da Stoffwechselprozesse und Entzündungsreaktionen individuell ablaufen. Was bei einer Person zu Hautberuhigung führt, kann bei einer anderen genau das Gegenteil bewirken.

Ein individuell angepasster Ernährungsplan berücksichtigt die persönlichen Faktoren. Er basiert nicht auf pauschalen Verbotslisten, sondern auf einer gezielten Analyse deiner Stoffwechselsituation und deiner spezifischen Hautreaktionen. Dabei werden sowohl mögliche Trigger identifiziert als auch jene Lebensmittel hervorgehoben, die für deinen Körpertyp besonders unterstützend wirken können.

Die Rückmeldungen von Personen, die diesen personalisierten Ansatz verfolgen, sprechen für sich: Viele berichten von einer spürbaren Verbesserung ihrer Hautsymptome, einer gesteigerten Energie und einem insgesamt ausgeglicheneren Hautbild. Der Schlüssel liegt dabei in der konsequenten Anwendung eines Plans, der speziell auf die eigenen Bedürfnisse und deine Alltagssituation zugeschnitten ist.

Damit du die Vorteile einer individualisierten Ernährung erfahren kannst, biete ich auf meiner Webseite u. a. eine kostenlose Stoffwechselanalyse an. (Den Link findest du bei meinen Empfehlungen, Seite 183.) Diese gibt dir erste wichtige Einblicke in deine individuelle Stoffwechselsituation und kann als Grundlage für einen maßgeschneiderten Ernährungsplan dienen.

Mir ist wichtig zu betonen, dass individuell angepasste Konzepte nicht zeitaufwendiger als Standardlösungen sein müssen. Viele Menschen meistern täglich den Spagat zwischen Familie und Beruf. Der berufliche Alltag stellt sich oft als Hindernis für eine ausgewogene Ernährung heraus. Häufig wird mittags gar nichts oder nur ein schnelles Brötchen am Computer gegessen, und Pausen werden meist ausgelassen. Eine Umstellung der Essgewohnheiten erscheint da als zusätzlicher Stressfaktor, besonders wenn die Familie zu Hause skeptisch reagiert oder Widerstand zeigt. Aber das muss nicht sein. Auch maßgeschneiderte Konzepte lassen sich mühelos in den hektischen Berufs- und Familienalltag integrieren.

»Das hört sich alles richtig gut an, aber ich weiß nicht, wie ich das umsetzen soll. Meine Kinder essen kaum Gemüse, und sie müssen ja etwas essen. Dazu lässt mir mein Beruf kaum Zeit für eine gesunde Ernährung – ich habe mittags nur eine kurze Pause«, sagte mir etwa eine Klientin zu Beginn unseres Gesprächs. Drei Monate später berichtete sie begeistert: »Ich hätte nie gedacht, dass kleine Veränderungen so viel bewirken können! Meine Hautirritationen sind fast verschwunden, ich habe mehr Energie und selbst meine Kinder probieren jetzt neue Gerichte. Das Beste ist, dass ich nicht stundenlang in der Küche stehen muss – deine praktischen Tipps passen perfekt in meinen Alltag.«

Und schließlich ist es wichtig, noch einmal zu betonen: Es geht nicht um Verzicht! Ganz im Gegenteil – viele entdecken die Freude am Essen neu und entwickeln Spaß am Kochen und Zubereiten ihrer Mahlzeiten. Vor allem gewinnen sie Sicherheit, genau die Lebensmittel auf ihrem Teller zu haben, die ihrem Körper Energie geben, statt sie zu rauben. Und ganz ehrlich – wie cool ist das? Durch eine individuell zugeschnittene Ernährung sind sie nicht nur hautgesünder, sondern auch leistungsfähiger und zugleich entspannter. Diese doppelte Wirkung begeistert immer wieder.

Nach etwa drei Monaten empfehle ich meinen Klienten, auf das 70/30-Prinzip umzusteigen. Das bedeutet, sie können ohne schlechtes Gewissen auch wieder mit Freunden oder der Familie Ausnahmen machen und Speisen genießen, die nicht auf ihrem Ernährungsplan stehen. Diese Flexibilität macht den Ansatz nicht nur nachhaltig, sondern befreit sie auch vom Druck, ständig »perfekt« sein zu müssen. Die Basis ist gelegt, der Körper hat sich stabilisiert – nun darf auch die Lebensfreude wieder vollständig zurückkehren! Sie erhalten keine kurzfristige Diät, sondern eine lebenslange Orientierung, die ihnen die tägliche Entscheidungslast abnimmt und gleichzeitig die Entzündungsprozesse in ihrer Haut nachhaltig reduziert.

Ernährung ist mehr als Essen

Nachdem wir nun die Grundlagen einer individualisierten Ernährung bei Rosacea betrachtet haben, möchte ich den Blick weiten. Denn wahre Hautgesundheit entsteht nicht allein durch die Auswahl der richtigen Lebensmittel. Eine personalisierte Ernährung betrachtet Ernährung nicht als reine Nahrungsaufnahme.

ERNÄHRUNGSWEISE Dabei geht es um den Mahlzeitenrhythmus, um stressfreies Essen und auch um die Portionsgrößen. Denn wir wissen, dass regelmäßige Mahlzeiten den Blutzuckerspiegel stabilisieren können. Andererseits führt hektisches Essen in Stresssituationen dazu, dass die Verdauung beeinträchtigt wird. Und schließlich können sehr große Mahlzeiten die Durchblutung im Gesicht verstärken, was bei einer Rosacea natürlich sehr ungünstig ist.

ESSENSZEITEN Bei bestimmten Nahrungsmitteln stellen manche Menschen mit Rosacea fest, dass sie stärkere Reaktionen auslösen, wenn sie sie abends konsumieren. Im weiteren Sinn hat auch die Saisonalität einen Einfluss auf die Gesundheit. So kann eine regionale und saisonale Ernährung die Verträglichkeit von manchen Nahrungsmitteln durchaus verbessern. Und für Frauen gilt, dass sich eine zyklusabhängige Ernährungsweise auf die Verträglichkeit auswirken kann.

ERNÄHRUNG UND LEBENSSTIL Weithin bekannt dürfte sein, dass moderate Bewegung die Verdauung unterstützt und Entzündungsprozesse im Körper reduziert. Auch der Zusammenhang zwischen Stress und Triggerreaktionen hat sich inzwischen herumgesprochen. In diesem Kontext sei auf die Bedeutung des Schlafs hingewiesen, denn Schlafmangel kann die Hautbarriere und das Immunsystem schwächen.

Im Einklang mit dem Körper

Was viele nicht wissen: Unser Stoffwechsel folgt ganz natürlichen Rhythmen, die von Mensch zu Mensch unterschiedlich sind. Eine stoffwechselorientierte Ernährung arbeitet mit diesen Rhythmen, statt gegen sie. So kann unser Körper bestimmte Nährstoffe wie Kohlenhydrate mor-

Achtsamkeitsübung beim Essen

Folgende kleine Schritte können dir helfen kann, ein besseres Gespür für die Wirkung von Nahrungsmitteln auf deinen Körper zu entwickeln:

- Nimm dir Zeit für deine Mahlzeit und iss in einer ruhigen Umgebung.
- Bevor du beginnst, nimm drei tiefe Atemzüge und komme im Moment an.
- Betrachte dein Essen und werde dir der Farben, Texturen und Gerüche bewusst.
- Kaue jeden Bissen mindestens 20-mal und spüre die Geschmacksveränderungen.
- Nach dem Essen: Spüre nach, wie sich dein Körper fühlt – gibt es Reaktionen wie Wärme im Gesicht, ein Spannungsgefühl oder im Gegenteil ein Gefühl von Wohlbefinden?

Diese Achtsamkeitsübung kann dir nicht nur helfen, Trigger besser zu identifizieren, sondern steigert auch die Freude am Essen und verbessert die Verdauung.

gens oft besser verarbeiten als abends, und auch die Verdauungsleistung schwankt im Tagesverlauf erheblich. Manche Menschen sind echte »Frühstückstypen« und können komplexe Kohlenhydrate am Morgen optimal nutzen, während andere erst mittags richtig in Schwung kommen. Diese individuellen Unterschiede zu erkennen und zu nutzen, ist ein Schlüssel für nachhaltigen Erfolg. Eine Klientin erzählte mir kürzlich: »Seit ich meine Hauptmahlzeit auf den Mittag gelegt habe, fühle ich mich nicht mehr so aufgebläht und meine Haut ist viel ruhiger geworden.« Der Stoffwechsel passt sich nämlich an unsere Gewohnheiten an – vorausgesetzt, wir arbeiten mit ihm zusammen, anstatt ihn ständig zu überlasten oder zu ignorieren. Besonders spannend ist dabei die Beobachtung, dass sich diese Anpassung oft schon nach wenigen Wochen zeigt. Viele berichten dann von stabileren Energielevels über den ganzen Tag hinweg und weniger Heißhungerattacken. Diese Erkenntnis macht den Unterschied zwischen einer Diät, die man »durchhält«, und einer Ernährungsweise, die sich natürlich und richtig anfühlt.

Friedas Weg zu neuer Hautgesundheit

Frieda (34) kam mit einer Mischform aus Typ-1- und Typ-2-Rosacea zu mir – starke Rötungen in Verbindung mit wiederkehrenden Pusteln, besonders auf den Wangen. »Ich habe so wenig Zeit zwischen Büro und Familie. Eine komplizierte Ernährungsanpassung kann ich unmöglich umsetzen«, waren ihre ersten Worte. Trotz guter Hautpflege hatte sie das Gefühl, dass »etwas von innen« ihre Haut immer wieder aus dem Gleichgewicht brachte.

Mein Ansatz begann nicht mit sofortigen Ernährungsempfehlungen, sondern mit einem ganzheitlichen Gesundheitscheck. Ich analysierte Friedas Ernährungs- und Bewegungsgewohnheiten, erfasste ihre gesundheitlichen Vorbelastungen, Unverträglichkeiten und Schlafmuster. Dazu kamen die Auswertung ihrer genetischen Voraussetzungen und ein detaillierter Stoffwechselcheck, um ihre individuelle Körperkonstitution zu verstehen.

Auf dieser umfassenden Grundlage entwickelte ich einen auf sie zugeschnittenen Ernährungsplan, der ihren vollen Terminkalender berücksichtigte. Wichtig war mir, praktische Lösungen zu finden, die die Familie mit einbezieht – ohne separate Mahlzeiten oder komplizierte Rezepte. Zusätzlich integrierten wir kleine gesunde Rituale in ihren Alltag, die für mehr Entspannung und Wohlbefinden sorgten, ohne viel zusätzliche Zeit zu beanspruchen.

»Ich hätte nicht gedacht, dass ich den Plan mit einer solchen Leichtigkeit umsetzen kann!«, sagte Frieda bereits nach den ersten 2 Wochen. Die anfängliche Sorge, dass ihre Familie nicht mitziehen würde, verflog schnell. Die gezielten Anpassungen ließen sich problemlos in den Alltag integrieren.

Die Ergebnisse überzeugten: Nach wenigen Monaten hatte sich Friedas Haut deutlich regeneriert. Die entzündeten Pusteln waren abgeheilt, die Rötungen signifikant zurückgegangen. Noch bemerkenswerter war ihre neu gewonnene Energie. »Es ist, als hätte ich einen Schlüssel gefunden, der nicht nur meine Haut, sondern mein ganzes Wohlbefinden verbessert«, erzählte sie strahlend. »Ich bin viel leistungsfähiger im Beruf und gleichzeitig entspannter mit meinen Kindern.«

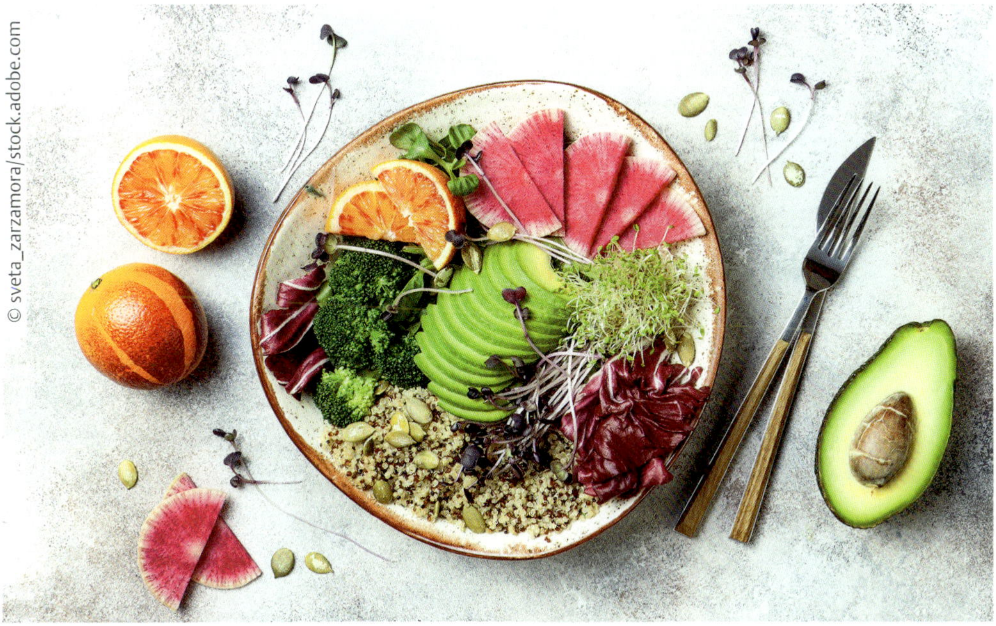

Nach dieser Initialphase empfahl ich Frieda das 70/30-Prinzip. Diese Flexibilität ermöglichte ihr, gelegentlich mit Freunden essen zu gehen oder bei Familienanlässen das Essen zu genießen, ohne ständig nachzudenken. »Es geht nicht um Verzicht«, betonte sie, »sondern um ein neues Verständnis dafür, was meinem Körper wirklich guttut.«

Friedas Fall zeigt exemplarisch: Eine individuell angepasste Ernährung bedeutet nicht, kurzfristig Lebensmittel zu streichen, sondern den eigenen Körper tiefgreifend zu verstehen. Dieser personalisierte Ansatz schenkt nicht nur eine gesündere Haut, sondern ein verbessertes Körpergefühl und neues Selbstvertrauen, das weit über äußerliche Aspekte hinausgeht.

Ernährungstipps für den Alltag

Lass uns nun einen Blick darauf werfen, wie du die Erkenntnisse aus deiner personalisierten Ernährung in den Alltag übertragen kannst – mit praktischen Tipps und Strategien für soziale Situationen, in denen du nicht die volle Kontrolle über deine Ernährung hast.

Theorie ist das eine – davon hast du bis hierher ja schon eine Menge erfahren –, die praktische Umsetzung das andere. Viele Menschen stecken in ihrer täglichen Routine fest und jonglieren zwischen Beruf, Familie und Freizeit. Da bleibt manchmal wenig Zeit, sich ausgiebig Gedanken über die Ernährung zu machen. Aber wenn man sich erst einmal klar gemacht hat, worum es bei einer Ernährung geht, die helfen soll, Rosacea zu heilen, ist es eigentlich gar nicht kompliziert.

Blutzuckerspiegel im Blick behalten

Der Zusammenhang zwischen Blutzuckerspiegel und Rosacea ist komplex. Während Blutzuckerschwankungen tatsächlich Entzündungsprozesse fördern können, die Rosacea-Symptome verschlimmern, ist dieser Effekt nicht bei allen Betroffenen gleich stark ausgeprägt.

Blutzuckerspitzen können entzündungsfördernde Botenstoffe im Körper freisetzen und oxidativen Stress verursachen, was die Hautbarriere schwächen kann. Die typischen Rötungen (Flush) bei Rosacea können durch veränderte Durchblutung beeinflusst werden, wobei hier auch viele andere Auslöser eine Rolle spielen. Der Einfluss des Blutzuckers auf die Talgdrüsenaktivität ist weniger eindeutig wissenschaftlich belegt als die anderen genannten Mechanismen.

Wichtig zu verstehen ist, dass Rosacea eine multifaktorielle Erkrankung ist. Neben dem Blutzuckerspiegel spielen genetische Faktoren, das Immunsystem, Umwelteinflüsse und mikrobielle Faktoren eine wesentliche Rolle. Eine ausgewogene Ernährung mit stabilen Blutzuckerwerten kann bei der Symptomkontrolle hilfreich sein, ist jedoch nur ein Baustein in der Gesamtbehandlung.

Praktische Tipps rund ums Essen

Regelmäßig essen

Plane idealerweise drei Hauptmahlzeiten über den Tag verteilt ein und versuche, täglich zu ähnlichen Zeiten zu essen. Halte Pausen von 4–6 Stunden zwischen den Hauptmahlzeiten ein, um dem Verdauungssystem ausreichend Erholungszeit zu geben und trotzdem starke Blutzuckerschwankungen zu vermeiden. Gestalte deine Hauptmahlzeiten ausgewogen und sättigend: Die optimale Kombination aus Eiweiß, gesunden Fetten und komplexen Kohlenhydraten aus Gemüse, Obst und einer moderaten Menge Getreide sorgt für eine langsame, gleichmäßige Freisetzung von Glucose ins Blut. Die enthaltenen Ballaststoffe verlangsamen zusätzlich die Verdauung und helfen, den Blutzuckerspiegel stabil zu halten, was Entzündungsreaktionen reduzieren kann.

Ausgewogen essen

Kombiniere stets Proteine, gesunde Fette und komplexe Kohlenhydrate miteinander (lies dazu noch einmal im Kapitel »Allgemeine Ernährungsprinzipien für gesunde Haut«, Seite 66, nach).

Ein ausgewogenes Frühstück könnte aus folgenden Bestandteilen bestehen: Haferflocken mit Beeren, etwas Flohsamenschalen und geschrotete Leinsamen für zusätzliche Ballaststoffe und Omega-3-Fettsäuren, sowie etwas Joghurt (besonders gut verträglich sind oft Schafmilch- und Ziegenmilchjoghurt oder pflanzliche Alternativen wie Kokosjoghurt).

Ein Beispiel für ein ausgewogenes Mittagessen wäre Quinoa mit gebratenem Gemüse und Hülsenfrüchten.

Und für ein ausgewogenes Abendessen ist gedünsteter Fisch mit Süßkartoffeln und gedämpftem Gemüse, abgerundet mit etwas Olivenöl, zu empfehlen (vegane Alternative: gebratener Tempeh oder Tofu mit Kürbis und Brokkoli, gewürzt mit frischen Kräutern und etwas Olivenöl).

Alle hier erwähnten Zutaten sollten entsprechend dem auf deine physiologischen Bedürfnisse abgestimmten, personalisierten Ernährungsplan ausgewählt oder ausgetauscht werden.

Frühstück nicht auslassen

Das erste Essen des Tages gibt den Ton für deinen Blutzuckerspiegel an. Dafür empfehlen sich proteinreiche Nahrungsmittel, wie Eier, Nüsse oder Hülsenfrüchte, die den Blutzucker besonders stabil halten.

Blutzucker-Tracking

Dafür kannst du ein einfaches Tagebuch führen, in dem du auch deinen gefühlten Energielevel nach Mahlzeiten notierst. Achte auf Anzeichen von Blutzuckerschwankungen wie Müdigkeit, Konzentrationsprobleme oder plötzlichen Hunger.

Planvolles Timing

Das Abendessen nimmt man am besten mindestens 3–4 Stunden vor dem Schlafengehen ein. Denn die Verdauungsaktivität kann die Körpertemperatur erhöhen und nächtliche Flush-Reaktionen verstärken. Beachte auch, dass leichtere Mahlzeiten am Abend oft besser verträglich sind.

Wenn du auf bestimmte Trigger nicht verzichten möchtest, setze sie strategisch ein und konsumiere sie zu Tageszeiten, an denen deine Haut weniger reaktiv ist. Wenn zum Beispiel Kaffee ein milder Trigger ist, trinke ihn morgens statt nachmittags und am besten zum Essen mit einem Milchersatzprodukt.

Trinken nicht vergessen

Für eine gesunde Hautbarriere ist die richtige Flüssigkeitszufuhr entscheidend. Wichtig ist, regelmäßig zu trinken. Es wird empfohlen, täglich etwa 25 ml stilles, mineralarmes Wasser pro Kilogramm Körpergewicht zu trinken. (Weitere Informationen dazu findest du im Abschnitt »Wasser«, Seite 82.)

Außer Wasser sind auch ungesüßte Kräutertees ideal. Ich empfehle dir besonders die spezielle Mischung »Golden Glow by Elke Blidon« – eine Haut-Geheimwaffe mit einem kraftvollen Mix aus Antioxidantien sowie entzündungshemmenden, hautberuhigenden Pflanzenstoffen, die sich sowohl innerlich als auch indirekt positiv auf deine Zellen und Hautgesundheit auswirken können. (Du findest den Link zum Tee bei meinen Empfehlungen, Seite 183.)

Generell ist zu beachten, dass eiskalte Getränke bei manchen Menschen Flush-Reaktionen auslösen können. Das gilt auch für zu heiße Getränke – lass Tee oder Kaffee daher immer zuerst etwas abkühlen.

In Bezug auf Alkohol gilt für Rosacea-Betroffene, was auch sonst gilt: den Konsum am besten reduzieren. Denn Alkohol erweitert die Blutgefäße und ist ein häufiger Rosacea-Trigger.

Kräuter und Gewürze

Bestimmte natürliche Zutaten, wie Kräuter und Gewürze, können entzündungshemmend wirken und deine Ernährung bereichern. So enthalten etwa Kräuter wie Basilikum, Oregano, Rosmarin und Thymian starke Antioxidantien. Man kann sie zum Würzen von Speisen verwenden oder als Tee aufgießen.

Unter den Gewürzen ist zum Beispiel Kurkuma zu nennen. Sie enthält den Wirkstoff Curcumin, der nachweislich sehr entzündungshemmend ist und die Aktivierung von entzündungsfördernden Signalwegen im Körper reduzieren kann. Am besten kombiniert man sie mit ein wenig schwarzem Pfeffer, um die Bioverfügbarkeit zu steigern. Zimt kann die Blutzuckerregulation unterstützen.

Vorsicht ist indes bei scharfen Gewürzen wie Cayennepfeffer oder Chili geboten, weil sie Hautrötungen verursachen können.

Wasser – ein wichtiger Faktor

Die Wasserqualität ist ein Baustein im ganzheitlichen Management von Rosacea. In Verbindung mit einer angepassten Ernährung kann sie dazu beitragen, das Wohlbefinden zu verbessern. Ich empfehle meinen Klientinnen und Klienten immer, Veränderungen der Wasserzufuhr als ergänzende Maßnahme zu betrachten und bei medizinischen Behandlungen stets Rücksprache mit dem Arzt bzw. der Ärztin zu halten.

In meiner Beratungspraxis beobachte ich, dass viele Rosacea-Betroffene diesem Thema wenig Aufmerksamkeit schenken, obwohl eine gute Hydratation die Grundlage eines funktionierenden Stoffwechsels bildet. Viele greifen automatisch zu Sprudelwasser oder stark mineralhaltigen Wassersorten, in der Annahme, ihrem Körper damit etwas Gutes zu tun. Nach meinen Beobachtungen kann dies jedoch Auswirkungen auf die Rosacea-Symptomatik haben.

KOHLENSÄURE Kohlensäurehaltiges Wasser kann bei manchen Menschen die Magenschleimhaut reizen und die Säureproduktion beeinflussen. Bei einigen Rosacea-Betroffenen beobachte ich, dass dies mit einer Verstärkung ihrer Hautreaktionen einhergehen kann.

MINERALGEHALT Mineralreiches Wasser (besonders mit hohem Natriumgehalt) kann bei manchen Menschen dazu führen, dass der Körper mehr Wasser zurückhält. Das funktioniert ähnlich wie ein Schwamm, der Flüssigkeit speichert, anstatt sie abzugeben. Wenn wir Wasser mit vielen Mineralien trinken, versucht der Körper, ein Gleichgewicht (Homöostase) der Mineralkonzentration herzustellen. Bei einem Überschuss bestimmter Mineralien wie Natrium kann der Körper mehr Wasser in den Geweben zurückhalten, um die Konzentration zu verdünnen. Dies kann zu einer vorübergehenden Wassereinlagerung führen. Allerdings fällt dieser Effekt individuell sehr unterschiedlich aus und wird nicht bei allen Rosacea-Patienten beobachtet.

WASSERQUALITÄT Leitungswasser kann je nach Region unterschiedliche Bestandteile enthalten, darunter Chlor und andere Zusätze zur Wasseraufbereitung. Bei empfindlichen Personen könnte dies den Stoffwechsel zusätzlich belasten.

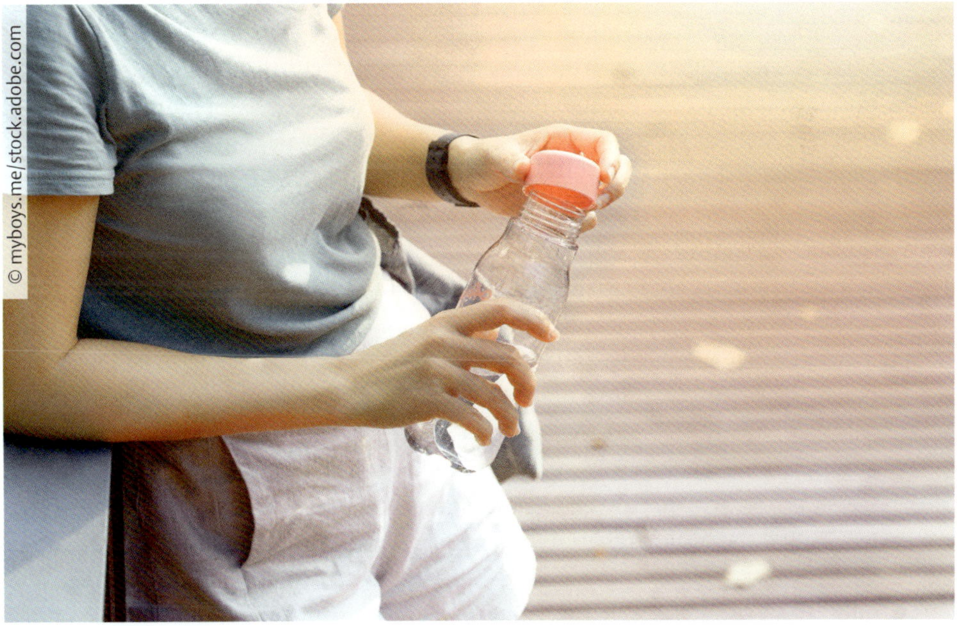

Basierend auf meinen Erfahrungen mit Rosacea-Betroffenen empfehle ich häufig stilles, mineralarmes Wasser in Zimmertemperatur. Denn zimmerwarmes Wasser ist für viele angenehmer zu trinken und kann den Körper weniger belasten als sehr kaltes Wasser. Am besten ist Wasser aus Glasflaschen, da hierbei keine potenziellen Substanzen aus Plastik ins Wasser übergehen können. Bei Filterlösungen bitte auf regelmäßigen Filterwechsel achten.

Hilfreiche Alltagsroutinen entwickeln

MEAL PREP GEGEN STRESS Meal Prep ist eine beliebte Strategie, mit der man Zeit und Energie sparen kann. Koche dafür gleich mehrere Portionen von Basis-Komponenten, wie Getreide, Gemüse oder Hülsenfrüchten vor, und kombiniere sie an den folgenden Tagen mit anderen Zutaten. So sparst du dir einigen Aufwand und erhältst doch abwechslungsreiche, gesunde Mahlzeiten. Ähnliches gilt auch für das Frühstück: Dafür kannst du zum Beispiel am Vorabend Overnight Oats vorbereiten und so die Hektik am Morgen vermeiden.

NOTFALL-SNACKS Halte verträgliche Snacks für unterwegs bereit. Das kann 1 kleine Handvoll Mandeln (ca. 10–15 Stück, berücksichtige hier unbedingt deine individuelle Verträglichkeit) und ein mittelgroßer Apfel sein – diese Kombination liefert Proteine, gesunde Fette, Ballaststoffe und langsam verfügbare Kohlenhydrate.

Auch Gemüsesticks mit Hummus (bei Hülsenfrüchten wie Kichererbsen im Hummus ebenfalls deine individuelle Verträglichkeit beachten), selbst gemachte Energiebällchen, ein kleiner Naturjoghurt mit Beeren (zum Beispiel aus Schaf-, Ziegen- oder Kokosjoghurt) sind gesunde Sattmacher für Zwischendurch.

Tipp: Snacks in wiederverwendbaren Behältern portionsweise vorbereiten, um Überessen zu vermeiden.

RESTAURANTBESUCH PLANEN Vermeide es, mit Heißhunger ins Restaurant zu gehen und sieh dir am besten die Speisekarte vorab online an. So kannst du in Ruhe überlegen, was dir guttut. Am besten fokussierst du dich auf Gerichte mit viel Gemüse, einer Proteinquelle und hochwertigen Fetten. Frage vor Ort nach den verwendeten Zutaten und scheue dich nicht, gegebenenfalls um Anpassungen zu bitten (etwa die Pommes-Beilage gegen einen frischen Salat auszutauschen).

WEITERE LEBENSSTILFAKTOREN

- Bewegung und Ernährung: Vor dem Sport sind leichte Mahlzeiten empfehlenswert, nach intensivem Training sollte man ausreichend Proteine und Antioxidantien zur Regeneration zu sich nehmen. Und wichtig: Vor, während und nach dem Sport ausreichend trinken!
- Stress und Ernährung: In stressigen Phasen sollte man besonders auf regelmäßige Mahlzeiten achten. Auch beruhigende Tees wie Lavendel, Melisse oder Passionsblume sowie magnesiumreiche Lebensmittel (Nüsse, Samen, Hülsenfrüchte) können das Nervensystem unterstützen.
- Schlafqualität verbessern: Tryptophanhaltige Lebensmittel am Abend fördern die Melatoninproduktion und können den Schlaf verbessern. Dazu gehörten etwa Haferflocken, Mandeln, Kürbiskerne, Hühnchen, Truthahn, Thunfisch, Eier, Bananen, Sesam und Vollkornreis. Wähle aus diesen Optionen entsprechend deinem personalisierten physiologischen Ernährungsplan. Neben der angepassten Ernährung gibt es zahlreiche weitere Strategien für einen guten Schlaf (feste Schlafenszeiten, Entspannungstechniken, Verzicht auf blaues Licht von Smartphone & Co. vor dem Einschlafen, eine angepasste Zimmertemperatur oder beruhigende Kräutertees).

Freude am Essen bewahren

Trotz aller Empfehlungen und Einschränkungen: Essen soll Freude bereiten und nicht zum Stressfaktor werden! Daher sollte auch eine Ernährungsumstellung nicht von Stress und Angst begleitet sein. In meiner Arbeit beobachte ich immer wieder, dass das Thema Ernährung oft mit Anspannung und Angst verbunden ist – der Sorge, »das Falsche« zu essen. Diese psychologische Belastung kann kontraproduktiv sein und verdient besondere Aufmerksamkeit. Denn Stress durch übermäßige Sorge um die »perfekte« Ernährung kann über die Ausschüttung von Stresshormonen wie Cortisol selbst Entzündungsprozesse fördern. Ein entspannter, geduldiger Umgang mit der Ernährungsumstellung ist daher nicht nur für das psychische Wohlbefinden wichtig, sondern auch für den physiologischen Heilungsprozess. Hier hilft es, den 70/30-Ansatz (siehe dazu auch im Kapitel »Häufige Fragen zur Ernährungsumstellung von Rosacea-Betroffenen«, Seite 88) zu verfolgen und sich bewusst den Raum für Abweichungen von strengen Vorschriften zu geben. Vertraue auch auf die Selbstheilungskräfte deines Körpers. Durch die individuell angepasste Ernährungsweise leistest du deinem Körper jeden Tag Hilfe zur Selbsthilfe.

Folgende Tipps helfen dir, bei aller Vorsicht die Freude am Essen nicht zu verlieren.

LIEBLINGSSPEISEN ANPASSEN Finde Wege, deine Lieblingsgerichte auf dich abgestimmt zuzubereiten, indem du zum Beispiel mit Ersatzzutaten für bekannte Trigger experimentierst. Betrachte es als kreative Herausforderung, nicht als Einschränkung.

GENUSSVOLLES ESSEN Genieße das Essen in entspannter Atmosphäre. Dabei kann dir auch die beschriebene Achtsamkeitsübung helfen (Seite 74). Versuche, während des Essens positive Assoziationen aufzubauen.

BALANCE STATT PERFEKTION Vergiss nicht: Ein gelegentlicher Trigger-Konsum »macht nicht alles wieder kaputt« – der Körper ist robuster, als du denkst. Kehre nach einem Schub wieder zu den Basics zurück und gib der Haut Zeit zur Erholung. Wichtig ist stets die Gesamtbilanz, nicht einzelne »Fehler«.

Die Wissenschaft der Umstellungsphase

Deine Ernährung kannst du nicht von heute auf morgen umstellen. Lass dir Zeit und integriere gesunde Gewohnheiten Schritt für Schritt in deinen Alltag. Beginne zum Beispiel mit dem Frühstück, und wenn es dir leichtfällt, gehe über zum Mittagessen und Abendessen. Es ist wichtig zu verstehen, dass der Körper Zeit für die Umstellung braucht. So dauert der Zellerneuerungszyklus, also die vollständige Regeneration der Hautzellen, etwa 28–30 Tage. Verbesserungen zeigen sich oft erst nach 1–3 kompletten Zyklen. Auch die Mikrobiom-Anpassung, die Erneuerung der Darmflora, braucht Zeit. Gleiches gilt für Entzündungsprozesse, sie klingen nicht von heute auf morgen ab.

Wie gesagt, der Heilungsprozess ist ein langfristiger Prozess, bei dem mit einer individuell angepassten Ernährung Ruhe in den Körper gebracht wird. Dabei gewinnt er durch eine konsequente Ernährungsumstellung deutlich mehr Energie für Reparaturprozesse. Die Gesamtentzündungslast wird reduziert, sodass sich die Toleranzschwelle für einzelne Trigger erhöht. Und schließlich stärkt eine angepasste Ernährung langfristig die Hautbarriere, was die Symptomatik auch bei gelegentlichen Ausnahmen stabilisiert.

Häufige Fragen zur Ernährungsumstellung von Rosacea-Betroffenen

Wie lange dauert es, bis ich Verbesserungen sehe?

Das ist bei jedem Rosacea-Betroffenen individuell. Erfahrungsgemäß zeigen sich erste kleine Veränderungen meist nach 2–3 Wochen, deutlichere Verbesserungen ca. nach 12 Wochen. Die vollständige Anpassung kann 3–6 Monate, aber auch länger dauern. Dein Körper und die gesundheitlichen Voraussetzungen sind individuell und benötigen ihre eigene Zeit zur Regeneration.

Muss ich für immer auf alle Trigger verzichten?

Ziel ist es, mit einer stabileren Hautbarriere und reduzierter Gesamtentzündungslast später wieder moderate Mengen ehemaliger Trigger zu genießen. Da hilft das 70/30-Prinzip. Dabei folgst du zu 70% deinem personalisierten Plan und hast die restlichen 30% Raum für Flexibilität. Dein Körper kann nach einiger Zeit besser mit Abweichungen umgehen und die Haut fällt nicht sofort wieder in alte Muster zurück.

Was tun bei plötzlichen Schüben trotz angepasster Ernährung?

Schübe können trotz optimaler Ernährung auftreten, besonders durch Stress, Hormonschwankungen, vermehrtes Umstellen deiner Pflegeroutine oder Wettereinflüsse. Bei Schüben empfehle ich, den Körper zu entlasten. Kehre zu deiner Basis-Ernährung zurück und gib der Haut Zeit.

Wie gehe ich mit sozialen Situationen und Restaurantbesuchen um?

Informiere dich vorab über das Menü, kommuniziere deine Bedürfnisse und fokussiere dich auf das soziale Erlebnis statt auf Einschränkungen.

Sind teure Lebensmittel notwendig?

Nein. Die individuell angepasste Ernährung basiert auf natürlichen, unverarbeiteten Lebensmitteln, die oft günstiger sind als verarbeitete Produkte. Achte auf saisonale und regionale Lebensmittel in guter Qualität.

Kann ich auf Reisen oder im Urlaub Ausnahmen machen?

Ja, mit der richtigen Vorbereitung. Wenn du dich längere Zeit an die angepasste Ernährung gehalten hast, hat dein Körper eine bessere Grundstabilität entwickelt. Ausnahmen werden dann meist besser toleriert. Versuche, die Grundprinzipien beizubehalten, und kehre nach dem Urlaub wieder zu dem personalisierten Plan zurück. Ich empfehle gerne, einige Basis-Lebensmittel für die Reise einzupacken. Das macht es leichter und entspannter.

Wie kann ich einen individuellen Ernährungsplan mit meiner Familie vereinen?

Eine personalisierte Ernährung basiert auf natürlichen, unverarbeiteten Lebensmitteln, die grundsätzlich für alle gesund sind. Die Lösung liegt darin, eine Basis zu kochen, die für alle passt, zum Beispiel aus Gemüse und Proteinen. Diese kannst du dann für jeden individuell mit passenden Beilagen ergänzen. Beteilige deine Familie am Prozess und erkläre Kindern, warum bestimmte Lebensmittel für dich wichtig sind. Bedenke auch: Dein Fokus auf gesunde Ernährung wirkt als Vorbildfunktion, besonders für Kinder. Mit der Zeit werden die positiven Veränderungen oft von der ganzen Familie sicherlich wertgeschätzt und übernommen.

Säule 3:
Darmgesundheit: Haut im Fokus

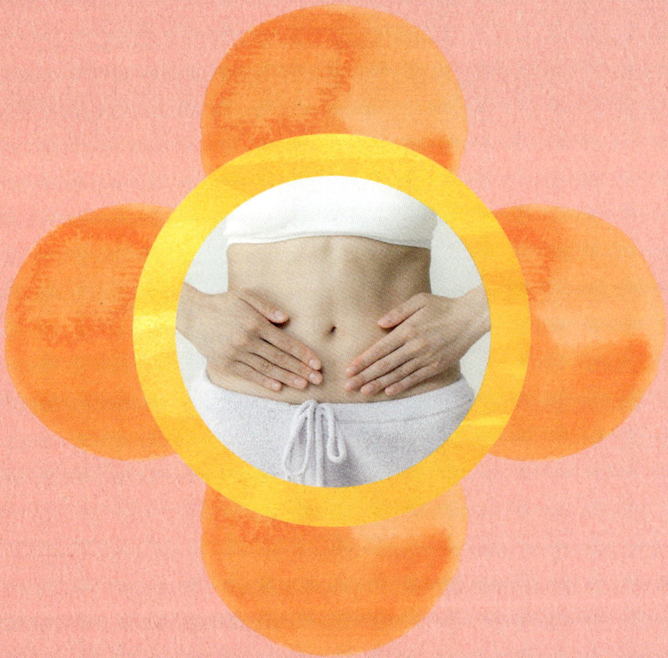

Wie Darm und Haut zusammenhängen

Die Bedeutung der Darmgesundheit kann nicht überschätzt werden, denn sie hat einen großen Einfluss auf die Gesundheit unserer anderen Körperorgane, auch auf die der Haut. Daher ist es wichtig, bei Hauterkrankungen mögliche Ursachen auch im Darm zu suchen.

Während meiner langjährigen Arbeit mit Rosacea-Betroffenen habe ich ein wiederkehrendes Muster beobachtet: Viele meiner Klienten haben bereits ein oder mehrere Darmaufbauprogramme hinter sich gebracht – und trotzdem kam es nicht zu einer nachhaltigen Beruhigung ihrer Hautprobleme.

Der pH-Wert im Darm – das Verhältnis zwischen Säure und Base – spielt eine entscheidende Rolle für ein gesundes Darmmilieu. Stell dir deinen Darm wie ein fein abgestimmtes Ökosystem vor: Wenn der pH-Wert aus der Balance gerät, verändert sich die gesamte Umgebung.

Dies führt zu einem Ungleichgewicht in der Darmflora, einer sogenannten Dysbiose. In diesem gestörten Ökosystem können sich die »guten« Bakterien nicht mehr richtig entfalten, während unerwünschte Keime besser gedeihen. Es ist wie in einem Garten, in dem plötzlich das Unkraut überhandnimmt und die Nutzpflanzen verdrängt.

Diese Störung des Gleichgewichts schwächt die Darmwand – unsere wichtige Schutzbarriere zwischen Darminnerem und Körper. Ein geschwächter Darm kann seine Aufgaben nicht mehr optimal erfüllen, was sich langfristig auf deine gesamte Gesundheit auswirken kann. Ein ausbalanciertes Darmmilieu hingegen schafft die Grundlage für Wohlbefinden und ein starkes Immunsystem.

Das Ökosystem Darm

Stellen wir uns den Darm als einen weitläufigen Garten vor, in dem Billionen von Mikroorganismen leben. Wie in jedem Ökosystem gibt es nützliche »Gärtner« (probiotische Bakterien), die für Ordnung und Fruchtbarkeit sorgen, und unerwünschte »Schädlinge« (pathogene Keime), die Schaden anrichten können.

DER BODEN (DARMFLORA) Die Beschaffenheit des Bodens – entsprechend unserem Darmmilieu mit seinem pH-Wert – bestimmt maßgeblich, welche Pflanzen gedeihen können. Ein gesunder Dickdarm mit seinem leicht sauren bis neutralen Milieu fördert das Wachstum nützlicher Bakterien, während ein gestörter pH-Wert die Ausbreitung von »Unkraut«, also schädliche Mikroorganismen, begünstigt.

DIE GARTENMAUER (DARMBARRIERE) Um den Garten herum steht eine schützende Mauer – die Darmschleimhaut. Ist diese Mauer intakt, bleiben Schädlinge und Giftstoffe draußen. Werden jedoch Löcher in die Mauer gerissen (Leaky Gut), dringen unerwünschte Substanzen in den Kreislauf ein.

DAS BEWÄSSERUNGSSYSTEM (BLUTKREISLAUF) Über dieses System werden sowohl Nährstoffe als auch eventuell eingedrungene Schadstoffe im gesamten Körper verteilt und erreichen so auch die Haut.

DER AUSSENBEREICH (DIE HAUT) Die Haut, als »Vorgarten« unseres Körpers, zeigt deutlich, was im Inneren vor sich geht. Blüht der innere Garten, strahlt auch der Vorgarten. Ist der innere Garten mit Schadstoffen belastet oder von Schädlingen befallen, kann sich das durch Entzündungen, Rötungen und andere Hautprobleme zeigen.

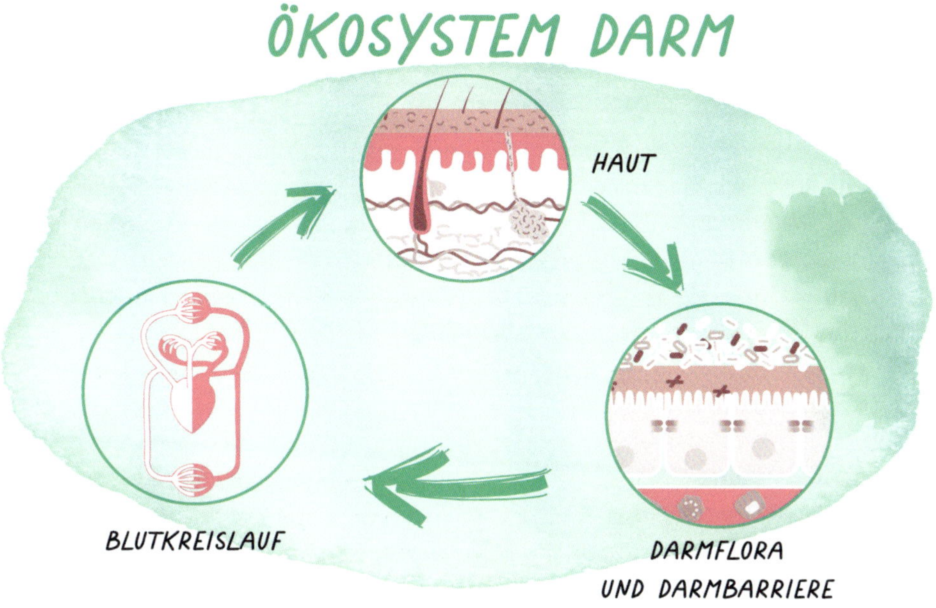

Dabei wirkt die personalisierte Ernährung wie der richtige Dünger für unseren Garten: Was für einen Rosengarten förderlich ist, kann für einen Gemüsegarten ungeeignet sein. Genauso individuell muss die Ernährung auf den Stoffwechseltyp abgestimmt werden. Auch der Lebensstil spielt eine entscheidende Rolle – wie die regelmäßige Pflege eines Gartens. Ausreichend Schlaf, Stressmanagement und Bewegung sind vergleichbar mit dem richtigen Maß an Wasser, Licht und Schutz, die ein Garten braucht, um zu gedeihen.

So wird verständlich, warum eine alleinige Behandlung der Hautoberfläche bei Rosacea oft unbefriedigende Ergebnisse liefert. Es wäre, als würde man nur den Vorgarten pflegen, während der eigentliche Garten vernachlässigt wird. Erst wenn wir die Wurzeln des Problems – das Darmmilieu, die Darmbarriere und vor allem die angepasste Ernährung – in die Therapie einbeziehen, können wir nachhaltige Verbesserungen erzielen.

Die Rolle des Mikrobioms für unsere Gesundheit

Die Zusammensetzung unseres Mikrobioms beeinflusst nicht nur unsere Verdauung, sondern auch viele andere Funktionen unseres Körpers. Wenn das Mikrobiom aus dem Gleichgewicht gerät, etwa durch Stress, ungesunde Ernährung oder Antibiotika, kann dies langfristig die Darmbarriere schwächen. Eine gestörte Darmbarriere wiederum kann den Körper für schädliche Keime anfälliger machen und zu Entzündungen führen.

Es ist wichtig, das Mikrobiom als einen lebendigen Organismus zu sehen, der durch die täglichen Entscheidungen, die wir treffen, beeinflusst wird. Hier sind einfache, aber wirkungsvolle Maßnahmen gefragt. Eine ballaststoffreiche Ernährung, regelmäßige Bewegung und die Reduktion von chronischem Stress tragen dazu bei, das Mikrobiom und die Darmbarriere langfristig zu stärken.

Wer sich also bewusst um seinen Darm kümmert, unterstützt nicht nur die Verdauung, sondern auch das Immunsystem, die mentale Gesundheit und das allgemeine Wohlbefinden. Der Schlüssel liegt in der Kontinuität: Einmalige Veränderungen reichen nicht aus, um die komplexen Mechanismen im Darm zu regulieren. Es geht um einen langfristigen Prozess, der auf Achtsamkeit und individuellen Anpassungen basiert.

Unterstützung des Mikrobioms durch Prä- und Probiotika

Ein wichtiger Baustein zur Unterstützung der Darmgesundheit ist der gezielte Einsatz von Prä- und Probiotika. Diese natürlichen Helfer können das Mikrobiom stärken und die Darmbarriere unterstützen. Probiotika sind lebende Mikroorganismen, die sich, wenn sie in ausreichender Menge eingenommen werden, positiv auf die Gesundheit auswirken können. Sie helfen, das Gleichgewicht im Mikrobiom zu fördern, und damit, Entzündungen zu reduzieren.

Präbiotika hingegen sind Ballaststoffe, die als »Futter« für die nützlichen Bakterien im Darm dienen. Sie fördern das Wachstum der guten Mikroben und stärken damit die Darmflora auf natürliche Weise. Eine Kombination aus beiden kann besonders effektiv sein, um das Mikrobiom nachhaltig zu unterstützen und die Darmbarriere zu stabilisieren.

WICHTIG Wer jedoch auf Prä- und Probiotika setzt, sollte darauf achten, dass sie zu seinem persönlichen Mikrobiom passen. Es ist empfehlenswert, differenziert vorzugehen und eventuell mit einem Experten oder über Testverfahren herauszufinden, welche Stämme oder Präparate am besten geeignet sind. Denn nicht alle probiotischen Produkte sind gleich, und nicht jede Art von Bakterium ist für jeden Körper hilfreich.

Entzündungen und ihre Auswirkungen auf das Mikrobiom

Entzündungen sind ein wichtiger, aber oft unsichtbarer Faktor, der die Gesundheit des Mikrobioms erheblich beeinflussen kann. Normalerweise reagiert unser Körper auf Verletzungen oder Infektionen mit einer gezielten Entzündung, um Heilung zu fördern. Doch wenn diese Reaktion chronisch wird, zum Beispiel durch anhaltenden Stress, eine unausgewogene Ernährung oder Umweltfaktoren, kann sie dem Mikrobiom schaden und die Darmbarriere schwächen.

Ein gestörtes Darm-Mikrobiom fördert Entzündungen, die sich nicht nur auf die Verdauung auswirken können, sondern auch auf den gesamten Körper – von der Haut über das Immunsystem bis hin zum Nervensystem. Chronische Entzündungen können mit vielen Erkrankungen wie Allergien, Autoimmunerkrankungen und sogar psychischen Problemen verbunden sein.

Die gute Nachricht für dich ist: Der Weg zu weniger Entzündungen führt oft über einfache Änderungen im Lebensstil. Eine angepasste Ernährung – reich an Omega-3-Fettsäuren, Ballaststoffen, Gemüse und individuell abgestimmten Lebensmitteln – kann helfen, die Entzündungsprozesse im Körper zu dämpfen. Zucker, raffinierte Kohlenhydrate und Transfette zu meiden, ist ebenso ein wichtiger Schritt.

Darm-Hirn-Achse

Das sprichwörtliche Bauchgefühl hat eine reale, biologische Grundlage. Der Darm steht über die sogenannte Darm-Hirn-Achse in ständigem Austausch mit dem Gehirn. Man könnte also sagen, dass »der Darm mit dem Hirn spricht«.

Diese Verbindung zwischen Darm und Hirn funktioniert in beide Richtungen: Was im Kopf passiert, wirkt sich auf den Darm aus und umgekehrt. Stress, Sorgen oder emotionale Belastungen können die Verdauung durcheinanderbringen. Gleichzeitig kann ein Ungleichgewicht im Mikrobiom unsere Stimmung beeinflussen, die Konzentration mindern oder sogar Ängste verstärken.

Bei der Stärkung der Darm-Hirn-Kommunikation spielen innere Ruhe, emotionale Stabilität und gezielte Regeneration eine Schlüsselrolle. Achtsamkeit, bewusste Pausen im Alltag, kreative Tätigkeiten oder das bewusste Spüren des Körpers helfen, den inneren Rhythmus zu stabilisieren – was sich wiederum beruhigend auf den Darm auswirken kann. Auch körperliche Bewegung hat einen positiven Einfluss: Sie regt die Verdauung an, unterstützt das Mikrobiom und hilft, Stress abzubauen. Eine ausgewogene, ballaststoffreiche Ernährung stärkt zusätzlich die Vielfalt der Darmflora. Probiotische Lebensmittel können das Gleichgewicht im Mikrobiom fördern.

Es geht also nicht nur darum, was wir essen, sondern auch darum, wie wir leben, fühlen und denken. Die Pflege des Darms beginnt oft mit der Pflege des Nervensystems und umgekehrt.

Stress und seine Auswirkungen auf deinen Körper

Dein Körper reagiert täglich auf zahlreiche Reize, sowohl auf äußere als auch auf innere. Wenn du unter Stress stehst, sei es durch Termindruck bei der Arbeit, familiäre Probleme oder andere Belastungen, versetzt sich dein Körper in Alarmbereitschaft.

Im Körper wird dann sozusagen ein Notfallprogramm aktiviert: Dein Gehirn gibt den Befehl an die Nebennieren, mehr vom Stresshormon Cortisol freizusetzen. Das ist kurzfristig sinnvoll, weil es dich leistungsfähiger und aufmerksamer macht. Doch wenn dieser Zustand zu lange anhält, bringt es deinen gesamten Körper aus dem Gleichgewicht.

Stell dir vor, dein Körper wäre wie ein Auto: Gelegentlich Vollgas zu geben ist kein Problem, aber ständiges Fahren mit Höchstgeschwindigkeit führt früher oder später zu Verschleiß und Pannen.

Was das mit deiner Haut zu tun hat

Bei dauerhaftem Stress leidet besonders deine Darmgesundheit. Die Verdauung wird zurückgefahren, die schützende Darmbarriere kann geschwächt werden, und das empfindliche Gleichgewicht der Darmbakterien wird gestört. All dies kann sich auf deine Haut auswirken, besonders wenn du unter Rosacea leidest und deine Haut ohnehin schon empfindlicher reagiert. Für den Alltag empfehle ich dir kleine Stresshelfer:

- Nimm dir bewusste Auszeiten, selbst wenn es nur 5 Minuten tiefes Durchatmen sind.
- Bewegung an der frischen Luft hilft deinem Körper, Stresshormone abzubauen.
- Ausreichend Schlaf gibt deinem Körper Zeit zur Regeneration.
- Entspannungstechniken wie Meditation, Yoga oder progressive Muskelentspannung können deinen Stresspegel senken.

Cortisol – Das Stresshormon und seine Wirkung

Cortisol ist dein wichtigstes Stresshormon. Es hilft dir, in Gefahrensituationen schnell zu reagieren, und macht dich kurzfristig leistungsfähiger. Doch in unserer modernen Welt, in der du ständig erreichbar bist und viele Anforderungen bewältigen musst, produziert dein Körper oft zu viel Cortisol. Ein dauerhaft erhöhter Cortisolspiegel kann:

- deine Darmbarriere schwächen,
- dein Immunsystem durcheinanderbringen,
- Entzündungsprozesse in deinem Körper verstärken,
- deinen Blutzuckerspiegel erhöhen und
- deine Hautregeneration verlangsamen.

Wenn du unter Rosacea leidest, kann zu viel Cortisol ein regelrechter Brandbeschleuniger sein. Deine Haut reagiert mit verstärkten Rötungen, mehr Entzündungen und einer verschlechterten Hautbarriere. Um den Cortisolspiegel zu regulieren, hilft es, regelmäßige Entspannungsmomente in den Tag einzubauen und für erholsamen Schlaf zu sorgen (während der Nacht sinkt er normalerweise). Auch moderater Sport ist in diesem Zusammenhang förderlich. Zudem solltest du auf eine ausgewogene Ernährung achten, denn zu viel Zucker und Koffein können deinen Cortisolspiegel zusätzlich erhöhen.

Leaky Gut – Wenn der Darm durchlässig wird

Deine Darmwand hat eine wichtige Schutzfunktion: Sie entscheidet, was in deinen Blutkreislauf aufgenommen wird und was nicht. Stell dir die Darmwand wie ein feines Sieb vor: Nur bestimmte, bereits verdaute Nährstoffe sollen hindurchgelangen.

Bei einem sogenannten Leaky Gut (durchlässiger Darm) entstehen jedoch winzige Lücken in dieser Schutzbarriere. Dadurch können auch größere, nicht vollständig verdaute Nahrungsbestandteile und andere unerwünschte Stoffe durch die Darmwand ins Blut gelangen. Das kann zu einer Überreaktion deines Immunsystems führen, die sich an deinem ganzen Körper bemerkbar macht, auch an deiner Haut.

Die Verbindung zur Rosacea

Bei vielen Menschen mit Rosacea zeigt sich ein bemerkenswerter Zusammenhang: Wenn sich die Darmgesundheit verbessert, bessert sich oft auch das Hautbild. Das ist kein Zufall. Die Entzündungsreaktionen, die durch einen durchlässigen Darm ausgelöst werden, können die Symptome deiner Rosacea verstärken.

Anzeichen eines Leaky Gut können unter anderem Verdauungsbeschwerden wie Blähungen oder unregelmäßiger Stuhlgang, Nahrungsmittelunverträglichkeiten, die sich im Laufe der Zeit verschlimmern, Müdigkeit und Energiemangel, häufige Kopfschmerzen und Hautprobleme wie Rosacea oder Ekzeme sein. Eine Besserung der Symptome stellt sich oft durch einfache Maßnahmen ein. Dazu gehört, langsam zu essen und gründlich zu kauen, mit probiotischen Lebensmitteln seine Darmflora zu unterstützen und auf die Aufnahme von Nährstoffen wie Zink, L-Glutamin und Omega-3-Fettsäuren zu achten, denn sie tragen zur Regeneration deiner Darmschleimhaut bei. Beobachte auch, welche Lebensmittel deine Verdauung und deine Haut belasten, und streiche sie zumindest für eine bestimmte Zeit aus deinem Speisenplan. Darüber hinaus solltest du Stress reduzieren, weil er deine Darmbarriere schwächen kann.

Histamin – Der Entzündungsbotenstoff

Histamin ist ein natürlicher Botenstoff in deinem Körper. Er spielt eine wichtige Rolle bei Immunreaktionen und Entzündungsprozessen. In normalen Mengen erfüllt Histamin sinnvolle Aufgaben, etwa bei der Abwehr körperfremder Stoffe. Doch wenn zu viel davon vorhanden ist oder der Körper es nicht ausreichend abbauen kann, kann es zu Beschwerden kommen. Bei einer Histaminintoleranz reagiert der Körper überempfindlich auf histaminhaltige oder histaminfreisetzende Lebensmittel. Häufig liegt das daran, dass das Enzym Diaminoxidase (DAO), das für den Histaminabbau zuständig ist, nicht ausreichend arbeitet.

Darmdysbalancen oder bestimmte Medikamente können die Histaminbelastung erhöhen oder den Abbau hemmen. Dabei ist nicht nur die Menge an Histamin entscheidend, sondern auch die Fähigkeit des Körpers, es zu regulieren. Eine histaminarme Ernährung kann helfen, die Beschwerden spürbar zu lindern. Auch langsames, bewusstes Essen unterstützt die Verdauung und kann Beschwerden reduzieren. Stressreduktion, ausreichend Schlaf und regelmäßige Bewegung fördern zusätzlich den körpereigenen Abbau von Histamin.

Die Verbindung zu Rosacea

Histamin lässt Blutgefäße weiter werden und kann Entzündungen verstärken. Dies sind genau die Prozesse, die auch bei Rosacea eine Rolle spielen. Viele Menschen mit Rosacea berichten, dass ihre Symptome sich verschlimmern, wenn sie histaminreiche Lebensmittel essen.

Wenn du nach dem Verzehr bestimmter Lebensmittel Gesichtsrötungen und Hitzegefühl, Kopfschmerzen, Magen-Darm-Beschwerden oder Schlafprobleme oder innere Unruhe an dir beobachtest, könnte das auf eine Histaminintoleranz hindeuten.

Insbesondere folgende Lebensmittel sind histaminhaltig und sollten in diesem Zusammenhang kritisch betrachtet werden:

- gereifter Käse und fermentierte Produkte
- Rotwein und andere alkoholische Getränke

- Tomaten, Spinat und Avocados
- geräucherte Fleisch- und Wurstwaren
- Schokolade und bestimmte Nusssorten

Hilfreich ist dann oft, ein Symptomtagebuch zu führen, um problematische Lebensmittel zu identifizieren und diese in akuten Phasen zu reduzieren. Die Zufuhr von Vitamin C und B_6 kann zudem den Histaminabbau unterstützen. Außerdem solltest du grundsätzlich deine Darmgesundheit verbessern, denn ein gesunder Darm kann Histamin besser abbauen, und ganz allgemein Stress reduzieren, da er die Histaminausschüttung verstärken kann.

Die gute Nachricht ist, dass eine Histaminintoleranz nicht lebenslang bestehen muss. Mit der richtigen Unterstützung deiner Darmgesundheit und einer zeitweisen Entlastung durch histaminarme Ernährung kann sich die Verträglichkeit oft verbessern.

SIBO – Bakterien am falschen Ort

SIBO steht für *small intestinal bacterial overgrowth*, auf Deutsch: bakterielle Fehlbesiedlung des Dünndarms. Normalerweise befinden sich die meisten Bakterien in deinem Dickdarm. Bei SIBO siedeln sich jedoch zu viele Bakterien in deinem Dünndarm an, wo sie eigentlich nur in geringer Zahl vorkommen sollten.

Stell dir deinen Verdauungstrakt wie eine Produktionsstraße vor: Im Dünndarm sollen hauptsächlich Nährstoffe aufgenommen werden, während die Bakterien ihre Hauptarbeit erst im Dickdarm verrichten. Bei SIBO gerät diese Ordnung durcheinander. Denn diese Bakterien beginnen, deine Nahrung, besonders Kohlenhydrate, bereits im Dünndarm zu verarbeiten. Das ist zu früh, denn eigentlich sollte das erst später im Dickdarm passieren. Bei dieser vorzeitigen Vergärung entstehen Gase und verschiedene Stoffwechselprodukte. Diese können die typischen Beschwerden auslösen, die viele Menschen mit SIBO kennen: Blähungen, Völlegefühle schon nach kleinen Mahlzeiten, Bauchschmerzen und Verdauungsprobleme wie Durchfall oder Verstopfung. Auch Unverträglichkeiten gegen verschiedene Lebensmittel, Müdigkeit nach dem Essen sowie Hautprobleme, darunter Rosacea-Symptome, treten bei dieser Fehlbesiedelung des Darms oft auf.

Ursachen

Bei SIBO gibt es verschiedene Faktoren, die eine Rolle spielen können:

- verlangsamte Darmbewegung, oft durch Stress oder bestimmte Medikamente
- frühere Magen-Darm-Infektionen, die Spuren hinterlassen haben
- längere Einnahme von Säureblockern
- anhaltender Stress
- hormonelle Veränderungen (zum Beispiel in den Wechseljahren oder bei Schilddrüsenproblemen)
- strukturelle Besonderheiten im Darm wie Engstellen oder Verwachsungen
- ein geschwächtes Immunsystem
- eine nicht richtig funktionierende Klappe zwischen Dünn- und Dickdarm

Oft ist es nicht nur ein einzelner Grund, sondern eine Kombination aus mehreren Faktoren, die zu SIBO führen kann.

Die Verbindung zu Rosacea

In meiner Arbeit mit Rosacea-Betroffenen habe ich die Erfahrung gemacht, dass überraschend viele Menschen mit hartnäckiger Rosacea auch eine SIBO haben, ohne es zu wissen. Immer wieder konnte ich beobachten, wie die durch SIBO verursachten Entzündungsprozesse und die gestörte Nährstoffaufnahme die Hautgesundheit negativ beeinflussen. Oft führte die gezielte Behandlung einer SIBO nicht nur zu einer Besserung der Verdauungsbeschwerden, sondern auch zu einem deutlich ruhigeren Hautbild.

Diagnose und Behandlung

Eine SIBO kann durch verschiedene Methoden diagnostiziert werden, wobei der Wasserstoff-Methan-Atem-Test eine der am häufigsten eingesetzten Methoden ist.

Die Behandlung einer SIBO umfasst typischerweise spezielle Ernährungsformen, die den Bakterien weniger Futter geben; in manchen Fällen führt man gezielt antimikrobielle Kräuter oder Medikamente zu. Zudem empfiehlt man Bewegung zur Verbesserung der Darmmotilität. Daneben spielt auch hier die allgemeine Stressreduktion eine wichtige Rolle. Nach Abschluss der Behandlung wird dann gezielt der Aufbau einer gesunden Darmflora in Angriff genommen.

Die genaue Behandlungsstrategie wird individuell angepasst und kann je nach Schweregrad und Person unterschiedlich aussehen.

Wichtig ist: Du bist nicht allein auf diesem Weg. Immer mehr Mediziner und Therapeuten erkennen den Zusammenhang zwischen Darmgesundheit und Hauterkrankungen an. Als jemand, der täglich mit Rosacea-Betroffenen arbeitet, sehe ich immer wieder, wie wertvoll ein ganzheitlicher Ansatz sein kann. Suche dir Unterstützung durch Fachleute, die deinen Körper als Ganzes betrachten und nicht nur einzelne Symptome behandeln.

Die richtigen Nährstoffe – Kraft von innen

Ein gesunder Darm ist nur ein Teil des Puzzles auf dem Weg zu einer schönen Haut. Genauso wichtig ist, dass du deinem Körper die richtigen Nährstoffe zur Verfügung stellst. Diese spielen eine entscheidende Rolle dabei, deine Haut von innen heraus zu unterstützen.

Vielleicht hast du selbst schon verschiedene Vitamine oder Nahrungsergänzungsmittel ausprobiert, weil du hoffst, dass sie deine Haut verbessern. Oder du verzichtest aus Unsicherheit ganz darauf. Diese Verunsicherung ist völlig normal, besonders bei all den unterschiedlichen Meinungen zu diesem Thema.

Die Verbindung zwischen Nährstoffen und deiner Haut

Was du isst, wirkt sich direkt auf deinen Darm aus – und damit auch auf deine Haut. Dein Körper braucht bestimmte Nährstoffe für optimale Gesundheit. Fehlen wichtige Bausteine in deiner Ernährung, können Entzündungen im Körper zunehmen und dein Hautbild kann sich verschlechtern – besonders wenn du unter Rosacea leidest. Diese Nährstoffe können deine Haut- und Darmgesundheit unterstützen.

VITAMINE

- Vitamin A hilft bei der Hauterneuerung und stärkt deine Hautbarriere.
- Vitamin C wirkt antioxidativ, entzündungshemmend und unterstützt die Wundheilung.
- Vitamin E schützt vor Umweltschäden und erhält die Hautelastizität.
- Vitamin D reguliert Immunprozesse und kann Entzündungen dämpfen.
- B-Vitamine fördern den Hautstoffwechsel und beruhigen gereizte Haut.

MINERALIEN

- Zink wirkt entzündungshemmend und unterstützt die Heilung.
- Selen schützt deine Zellen vor freien Radikalen.
- Magnesium unterstützt dein Nervensystem und hilft bei der Stressregulation.
- Silizium fördert die Elastizität deiner Haut.
- Chrom kann bei instabilem Blutzucker helfen.

AMINOSÄUREN

- Glutamin ist wichtig für die Heilung deiner Darmschleimhaut.
- Glycin wirkt entzündungshemmend.
- L-Lysin unterstützt die Wundheilung.
- Prolin ist wichtig für die Festigkeit und Struktur deiner Haut.

FETTSÄUREN Omega-3-Fettsäuren wirken entzündungshemmend und stärken deine Hautbarriere.

PRO- UND PRÄBIOTIKA Sie unterstützen deine Darmflora und können Entzündungen reduzieren.

Da jeder Mensch unterschiedlich ist, kann auch der Nährstoffbedarf individuell sein. Es kann hilfreich sein, wichtige Werte regelmäßig überprüfen zu lassen, um sicherzustellen, dass dein Körper optimal versorgt ist. In manchen Fällen hilft es, wenn man sich ernährungswissenschaftlich beraten lässt, um zu erfahren, in welchen Nahrungsmitteln welche Nährstoffe enthalten sind und welche Kombination sich günstig oder eher ungünstig auf deren Aufnahme auswirkt. Vorsicht: Auch eine Überversorgung mit bestimmten Nährstoffen kann zu Problemen führen. Daher sollte man immer fachlichen Rat einholen, bevor man synthetische Mittel einnimmt.

Einfluss anderer Organe auf die Haut

Ursachen für Hauterkrankungen wie Rosacea lassen sich nicht nur im Darm finden. Auch andere Organe wie die Schilddrüse, das Lymphsystem, die Leber und die Nieren sollten dabei in den Blick genommen werden.

Zwar spielt die Darmgesundheit eine große Rolle im Hinblick auf den Zustand der Haut. Aber bei Hauterkrankungen können die Ursachen auch woanders liegen, zum Beispiel in der Schilddrüse, die den Hormonhaushalt steuert und viele verschiedene Körperfunktionen beeinflusst. Aber auch die sogenannten Ausleitungsorgane, wie die Leber und Nieren, können die Hautgesundheit betreffen. In diesem Kapitel erkläre ich dir die Zusammenhänge.

Die Schilddrüse – kleines Organ mit großer Wirkung

Was viele nicht wissen: Es gibt einen häufigen Zusammenhang zwischen Rosacea und Schilddrüsenproblemen. Vielleicht kennst du einige dieser Symptome: Antriebslosigkeit, Haarausfall, ständiges Frieren, Müdigkeit oder Konzentrationsschwierigkeiten? Diese können auf eine Schilddrüsenunterfunktion hindeuten.

Die Schilddrüse ist wie ein Dirigent, der viele Prozesse in deinem Körper steuert. Gerät sie aus dem Takt, kann sich das direkt auf deine Haut auswirken. Besonders bei Frauen sind Schilddrüsenprobleme keine Seltenheit, bleiben aber oft lange unentdeckt.

Anzeichen für eine mögliche Schilddrüsenstörung können sein:

- ständige Müdigkeit trotz ausreichenden Schlafs
- unerklärliche Gewichtszunahme
- trockene Haut und trockenes Haar
- erhöhte Kälteempfindlichkeit
- verstärkte Rosacea-Symptome

Wenn du solche Anzeichen bemerkst, lohnt es sich, sie durch einen Arzt abklären zu lassen. Ein umfassendes Blutbild kann wichtige Hinweise geben. Es ist ratsam, regelmäßig überprüfen zu lassen, ob der Körper mit den wichtigsten Nährstoffen, wie Jod, Selen, Zink, Eisen und Vitamin D, versorgt ist.

Reinigungs- und Entgiftungsorgane

Unser Körper nimmt durch die Nahrung und durch Umwelteinflüsse immer wieder Giftstoffe auf. Doch damit er nicht krank wird, sorgen bestimmte Organe dafür, dass diese Toxine ausgeleitet werden, ohne Schaden anzurichten.

Lymphsystem – Reiniger von Toxinen

Die Bedeutung des Lymphsystems für deine Hautgesundheit – besonders bei Rosacea – wird oft unterschätzt. Denn es spielt eine entscheidende Rolle für dein Hautbild, weil es Toxine aus dem Körper ausleitet. Vielleicht hast du dir noch nie Gedanken darüber gemacht, wie viele belastende Stoffe du über Kosmetikprodukte, Reinigungsmittel oder sogar die Luft aufnimmst. Diese Belastungen können sich summieren und deine Haut zusätzlich reizen.

Stell dir dein Lymphsystem wie ein fein verzweigtes Netzwerk vor, das durch deinen ganzen Körper läuft. Das Lymphsystem arbeitet als spezialisiertes Reinigungsteam mit mehreren wichtigen Aufgaben: Es sammelt überschüssige Flüssigkeit aus dem Gewebe und führt sie zurück in den Blutkreislauf. Dabei transportiert es große Moleküle und Proteine, die nicht direkt ins Blut zurückkehren können. Zudem übernimmt es den Transport von Fetten und fettlöslichen Vitaminen aus deiner Nahrung. So spielt das Lymphsystem eine zentrale Rolle in deinem Immunsystem, indem es Krankheitserreger herausfiltert und Immunzellen beherbergt und bei der Regulation von Entzündungsprozessen hilft.

Die Leber – deine zentrale Entgiftungsstation

Natürlich arbeitet die Leber von allein, aber es ist immer gut, wenn du sie unterstützt. Achte dafür auf leicht verdauliche, regelmäßige Mahlzeiten, ausreichend Schlaf und eine Stressreduktion im Alltag.

Eine wohltuende Wirkung hat auch ein Leberwickel, den man am besten 2- bis 3-mal wöchentlich anlegt. Dafür brauchst du

- Baumwolltuch (ca. 30 × 40 cm)
- Frotteetuch oder kleines Handtuch
- Wärmflasche
- evtl. etwas Pflanzenöl (zum Beispiel Olivenöl)

Tauche das Baumwolltuch in heißes Wasser (so heiß wie angenehm verträglich) und wringe es dann gut aus. Wenn du möchtest, kannst du die Leberregion (rechter Oberbauch) mit etwas Öl einreiben.

Lege dich dann bequem auf den Rücken und platziere das warme, feuchte Tuch auf den Leberbereich. Decke es dann mit dem trockenen Frotteetuch ab und lege die Wärmflasche darauf. Bleib nun 20–30 Minuten entspannt liegen.

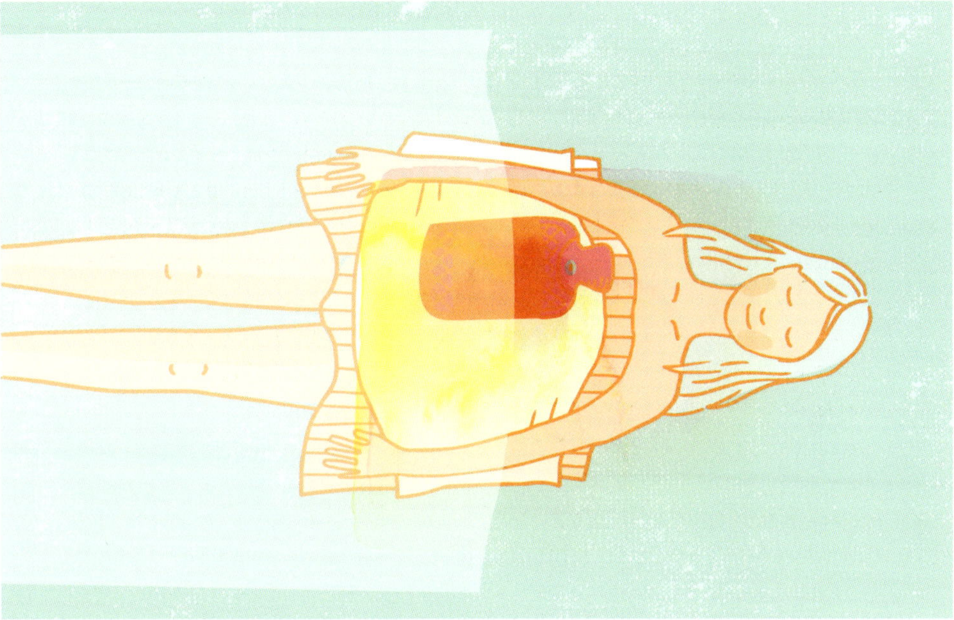

Achtung: Nicht während akuter Entzündungen oder bei Fieber anwenden. Halte bei Unsicherheit lieber Rücksprache mit einem Arzt oder einer Ärztin.

Die Nieren – deine Filterexperten

Auch die Nieren sorgen dafür, dass Giftstoffe aus dem Körper entfernt werden. Du kannst ihre Funktion unterstützen, indem du ausreichend stilles, mineralarmes Wasser und Kräutertees, wie Brennnesseltee, trinkst. Auch sanfte Bewegung an der frischen Luft tut ihnen gut.

Am besten baust du einen Entgiftungsfahrplan in deinen Tagesablauf ein:

MORGENS Beginne deinen Tag mit einem Glas warmem Wasser und führe nach dem Aufstehen sanfte Bewegungen oder Dehnübungen aus. Verwende zum Duschen, zum Haarewaschen und zur Körperpflege naturbelassene Produkte.

ÜBER DEN TAG VERTEILT Wenn du regelmäßige Bewegungspausen einlegst, immer wieder bewusst und tief durchatmest, ausreichend Wasser trinkst und am Mittag eine Pause einlegst, unterstützt du die Nierenfunktion.

ABENDS Der Abend ist die Zeit für Regeneration. Das heißt, dass du die letzte Mahlzeit nicht zu spät einnehmen solltest. Auch ein kurzer Abendspaziergang und entspannende Rituale vor dem Schlafengehen tun gut.

Oxidativer Stress

Oxidativer Stress entsteht, wenn die Balance zwischen freien Radikalen und Antioxidantien in deinem Körper gestört ist. Aber was bedeutet das eigentlich?

Freie Radikale sind wie kleine Unruhestifter in deinem Körper. Sie entstehen durch normale Stoffwechselprozesse, aber auch durch äußere Einflüsse wie UV-Strahlung, Umweltgifte oder Stress. Diesen Molekülen fehlt ein Elektron, und sie versuchen, es sich von anderen Molekülen in deinem Körper zu »stehlen«. Dadurch können sie deine Zellen schädigen. Eine erhöhte Belastung durch freie Radikale kann sich direkt auf deine Haut auswirken. Sie wird empfindlicher, reagiert leichter mit Entzündungen und ihre Fähigkeit zur Selbstheilung nimmt ab.

Antioxidantien sind dagegen deine Schutztruppe. Sie spenden den freien Radikalen das fehlende Elektron, ohne dabei selbst instabil zu werden. Einige Antioxidantien produziert dein Körper selbst, andere musst du über die Nahrung aufnehmen. Besonders empfehlenswert sind

- Vitamin-C-reiche Lebensmittel, zum Beispiel heimische Beeren, besonders Blaubeeren
- Vitamin-E-Quellen, zum Beispiel Nüsse, Samen und kaltgepresste Öle in Bio-Qualität
- grünes Gemüse, am besten gedünstet
- Gewürze mit antioxidativen Eigenschaften, etwa Kurkuma und Zimt
- Tees (lieber weißer Tee als grüner Tee, weil er verträglicher ist)

Fazit

Zusammenfassend lässt sich sagen: Ein gut funktionierendes Lymphsystem und ein ausgewogener Hormonspiegel können sich gegenseitig unterstützen und sich positiv auf dein Hautbild bei Rosacea auswirken. Die bewusste Unterstützung deiner Entgiftungsorgane und die Reduzierung von Belastungen im Alltag können nicht nur zur Linderung deiner Rosacea-Symptome beitragen, sondern auch dein allgemeines Wohlbefinden fördern.

Es lässt sich also festhalten, dass

- jeder Körper anders reagiert.
- kleine, regelmäßige Maßnahmen oft besser als große Aktionen wirken.
- Geduld und Konstanz der Schlüssel zum Erfolg sind.
- man immer auf die Signale des eigenen Körpers hören sollte. Er weiß am besten, was er braucht.

Säule 4: **Lebensstil** – Lebensfreude für deine **Haut** – Wie dein Alltag zum **Beauty-Geheimnis** wird

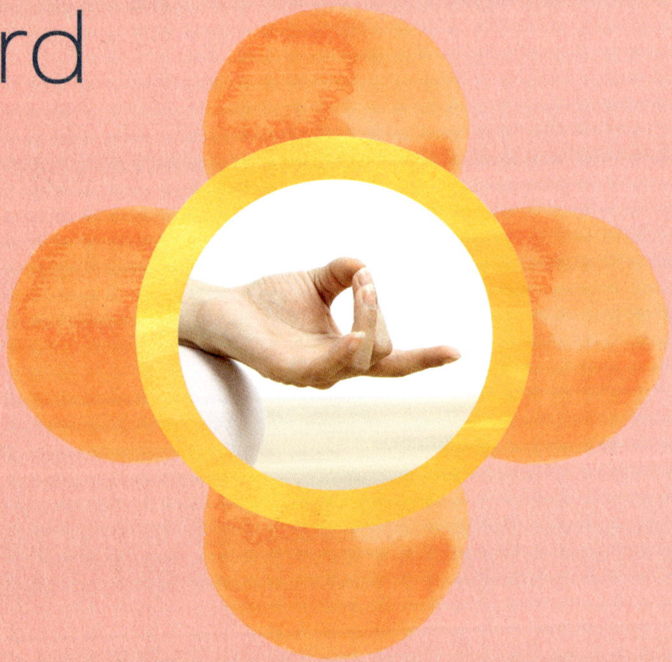

Haut und Herz: Eine feste Verbindung

»Die Haut vergisst nichts« – dieser Satz hat sich bei Rosacea-Betroffenen immer wieder bestätigt. Sie ist unser größtes Organ und gleichzeitig ein lebendiger Spiegel dessen, was in unserem Inneren geschieht. Jeder Stress, jede unterdrückte Emotion, jedes »Ich komme später dran« hinterlässt seine Spuren.

Die Verbindung zwischen Hautgesundheit und Selbstliebe ist untrennbar und keine Theorie, sondern wissenschaftlich fundiert. Wenn wir uns selbst vernachlässigen, reagiert unser Körper mit messbaren Stressreaktionen – mit einem erhöhten Cortisolspiegel, mit erhöhten Entzündungsmarkern und mit einer geschwächten Hautbarriere. Unsere Haut zeigt uns, wenn wir den Kontakt zu uns selbst verloren haben. Die gute Nachricht für dich ist: Diese Verbindung funktioniert auch in die positive Richtung. Jeder Moment echter Selbstfürsorge, jedes bewusste »Nein« zu übermäßigen Anforderungen, jede Minute, die du in deine Hautgesundheit investierst, stärkt nicht nur deine äußere Hülle, sondern auch dein inneres Gleichgewicht. Ich habe bei so vielen Rosacea-Betroffenen beobachten können, wie mit der Besserung ihrer Hautprobleme auch ein neues Selbstbewusstsein wuchs. Eine junge Frau, die ich begleiten durfte, drückte es so aus: »Mit jedem Tag, an dem meine Haut gesünder wird, werde ich mutiger, mich zu zeigen – nicht nur äußerlich, sondern auch mit dem, was mir wichtig ist.«

Die Vision von einem ausgeglichenen Leben

Stell dir einen Moment vor, wie dein Leben aussehen kann, wenn du den Weg der Balance gefunden hast: Morgens blickst du in den Spiegel und siehst nicht zuerst die Rötungen oder Unebenheiten, sondern dich selbst – einen Menschen, der mit Selbstliebe und Verständnis auf sich schaut. Du gehst in dem Bewusstsein durch deinen Alltag, dass deine Grenzen und Bedürfnisse genauso wichtig sind wie die der Menschen um dich herum. Nicht mehr, aber auch nicht weniger.

Du hast einen Rhythmus gefunden, in dem Ernährung, Bewegung und Entspannung kein zusätzlicher Stress sind, sondern natürliche Teile eines Lebens, das dich nährt, anstatt dich auszulaugen. Die Hautpflege ist nicht mehr ein verzweifelter Kampf gegen Symptome, sondern ein Akt der Selbstliebe – eine Zeit, in der du bewusst mit dir in Kontakt trittst. Deine Rosacea beherrscht nicht mehr dein Leben. Du hast gelernt, auf die

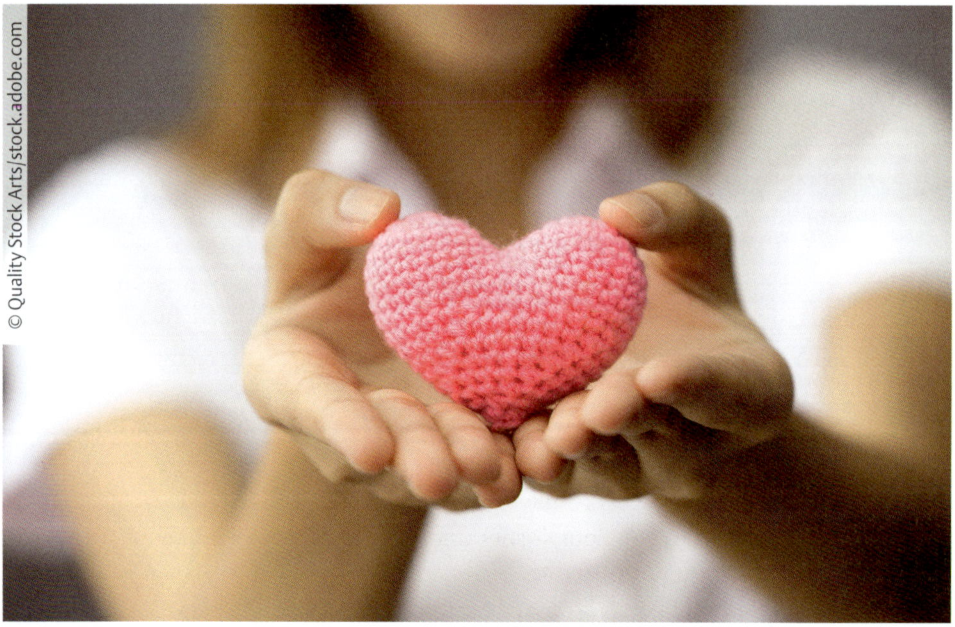

Signale deines Körpers zu hören, bevor sie zu laut werden müssen. Diese Vision ist keine Utopie, sondern möglich und eine persönliche Entscheidung. Ich erlebe jeden Tag, wie Menschen diese Transformation durchleben – Schritt für Schritt, ohne Perfektion, aber mit wachsender Selbstakzeptanz. Es ist ein Weg der Mitte – weder von Selbstvernachlässigung noch übertriebenem Perfektionismus geprägt, sondern ein behutsamer, aber konsequenter Pfad zu mehr Hautgesundheit und Selbstliebe.

Dein Weg zur bewussten Rosacea-Selbstfürsorge

Stell dir vor, du stehst morgens vor dem Spiegel. Du greifst nach deiner Abdeckcreme, während in deinem Kopf bereits die To-do-Liste des Tages abläuft: Kinder zur Schule bringen, Meeting um 9, Einkaufen, Essen vorbereiten, Anrufe tätigen. Die Bedürfnisse aller Menschen um dich herum scheinen wie ein großes Netz, das dich umgibt und festhält. Deine Haut? Die muss warten. Wieder einmal.

Kommt dir das bekannt vor? Für viele Menschen ist dies der tägliche Kreislauf – ein ständiges Zurückstellen der eigenen Gesundheit zugunsten von beruflichen Verpflichtungen, familiären Anforderungen und den Erwartungen anderer. Doch was wäre, wenn ich dir sagte, dass genau dieses Verhaltensmuster nicht nur deine Rosacea verschlimmert, sondern auch den Weg zur Besserung blockiert?

Der Teufelskreis: Stress, Selbstvernachlässigung und deine Haut

Ich habe in über 30 Jahren Arbeit mit Rosacea-Betroffenen eine auffällige Gemeinsamkeit beobachtet: Viele stecken in demselben Dilemma – in einem Kreislauf aus Selbstvernachlässigung, Stress und verschlimmerten Hautproblemen. Wenn dein Körper unter chronischem Stress steht – sei es durch Überarbeitung, mangelnde Grenzen oder ständige Selbstaufopferung – werden Stresshormone wie Cortisol freigesetzt. Diese hormonellen Veränderungen können eine Kaskade von Reaktionen auslösen, die deine Rosacea-Symptome verschlimmern können:

- verstärkte Durchblutung und Rötung der Haut
- erhöhte Sensibilität für Umweltreize
- beeinträchtigte Hautbarrierefunktion
- verstärkte Entzündungsreaktionen

Was mir auch immer wieder begegnet: das Alles-oder-nichts-Muster. Entweder finden die Menschen »absolut keine Zeit« für Selbstfürsorge oder sie stürzen sich mit einem fast manischen Eifer in neue Ernährungsformen und Sportprogramme. Eine meiner Klientinnen beschrieb es so: »Erst habe ich mich monatelang vernachlässigt, dann wollte ich alles auf einmal ändern – zwei Stunden Sport täglich, kompletter Verzicht auf alles, was ich gerne esse. Nach zwei Wochen war ich total erschöpft und meine Haut schlimmer als zuvor.«

Diese Extreme sind typisch und gleichermaßen problematisch. Das exzessive Umsetzen von Veränderungen erhöht den Stresspegel und kann paradoxerweise zu einer Verschlechterung deiner Hautsituation führen.

Das bedeutet: Jedes Mal, wenn du deine eigenen Bedürfnisse zurückstellst oder mit übermäßigem Eifer und Perfektionismus angehst, gibst du deiner Rosacea die Erlaubnis, sich zu verschlimmern.

Folgen von Vernachlässigung und Perfektionismus

»Ich kümmere mich später um mich selbst« oder »Wenn ich etwas mache, dann richtig« – wie oft hast du diese Sätze zu dir selbst gesagt? Das kann teuflisch sein und richtig krank machen. In Wahrheit ist es doch so:

PERFEKT IST ES NIE Es wird immer einen Grund dafür geben, dass »jetzt nicht der richtige Moment« ist, um sich um sich selbst zu kümmern.

EXTREME HELFEN NICHT Oft werden nach langer Vernachlässigung plötzlich radikale Ernährungsumstellungen vorgenommen und intensive Sportprogramme gestartet. Der daraus resultierende körperliche und emotionale Stress kann Rosacea-Schübe auslösen.

AUFSCHIEBEN TUT NICHT GUT Zu langes Warten und Pendeln zwischen Extremen verstärken die Probleme. Was heute vielleicht durch einfache, moderate Selbstfürsorge-Maßnahmen verbessert werden könnte, kann morgen komplexere Behandlungen erfordern.

SELBSTPFLEGE STÄRKT LEISTUNG Umgekehrt bedeutet das: Selbstvernachlässigung beeinträchtigt die Leistungsfähigkeit. Die schmerzhafte Ironie ist: Indem du dich selbst vernachlässigst, um für andere da zu sein, wirst du langfristig weniger fähig, ihnen wirklich zu helfen. Eine Person mit unbehandelter Rosacea ist weniger präsent, weniger belastbar und weniger leistungsfähig.

DIE EMOTIONALE LAST WÄCHST Rosacea ist nicht nur ein körperliches Problem. Die ständige Sichtbarkeit der Symptome führt zu Scham, sozialem Rückzug und Selbstzweifeln, die die Lebensqualität weiter einschränken. (Lies dazu auch noch einmal im Kapitel »Psychosoziale Auswirkungen« nach, Seite 19.)

Veränderung beginnt mit einer Entscheidung für den Mittelweg

Die erste und wichtigste Erkenntnis auf deinem Weg zu gesünderer Haut ist radikal einfach, aber für viele Rosacea-Betroffene revolutionär, wie ich feststellen durfte: Du verdienst die gleiche ausgewogene Fürsorge, die du anderen entgegenbringst – ohne in Extreme zu verfallen.

Diese Erkenntnis ist der Funke, der die Rosacea-Selbstfürsorge-Transformation in deinem Leben entzünden kann. Es ist die Einsicht, dass Selbstfürsorge keine Selbstsucht ist, sondern eine Notwendigkeit für deine Hautgesundheit – aber auch, dass übertriebener Perfektionismus bei der Umsetzung kontraproduktiv ist.

Veränderung beginnt nicht mit komplexen Behandlungsprotokollen, teuren Produkten oder drastischen Lebensstiländerungen. Sie beginnt mit der bewussten Entscheidung für den Mittelweg: deine eigenen Bedürfnisse ernst zu nehmen, sie als legitime Priorität in deinem Leben anzuerkennen und gleichzeitig maßvoll und nachhaltig vorzugehen.

Eine meiner Klientinnen beschrieb ihren Wendepunkt so: »Nach Jahren des Nichtstuns und Monaten des Übertreibens fand ich endlich meinen Rhythmus – 10 Minuten tägliche Hautpflege, 2-mal pro Woche moderate Bewegung und eine auf meinen Stoffwechsel abgestimmte Ernährungsweise, die guttut und einfach ist, ohne mich zu stressen. Die Verbesserung war nicht sofort spürbar, sondern stetig und nachhaltig.«

Erster Schritt: Selbstreflexion

Bewusstwerdung ist der erste Schritt zur Veränderung. Nimm dir Zeit, um darüber nachzudenken, welche Prioritäten du in deinem Alltag setzt, ob du dir Zeit für dich selbst nimmst oder ob deine eigene Person immer an letzter Stelle steht.

Gestattest du dir auch einmal, dich um dich selbst zu kümmern? Neigst du dazu, die Bedürfnisse anderer vor deine eigenen und damit vor deine Hautpflege zu stellen? Und übertreibst du es, wenn du dich dann doch um dich kümmerst? Reibst du dich dann in einem schädlichen Perfektionismus auf? Denke über deinen letzten Versuch nach, deine Ernährung umzustellen oder Sport in den Alltag zu integrieren. War dieser Versuch ausgewogen und nachhaltig oder eher extrem und kurzlebig? Welches kleine Selbstfürsorge-Ritual könntest du bereits morgens in deinen Tag integrieren – eines, dass du ohne Stress durchhalten kannst?

Mit solchen Fragen und ehrlichen Antworten darauf beginnt der Weg zu einer wichtigen Säule für die Hautgesundheit.

Selbstaufopferung: Der verborgene Preis

Das »People-Pleaser-Syndrom«

»Ich kann einfach nicht Nein sagen.« »Was sollen die anderen denken, wenn ich absage?« »Die Bedürfnisse meiner Familie gehen vor!«

Erkennst du dich in diesen Sätzen wieder? Wenn ja, dann bist du nicht allein. Eine überraschend große Zahl der Menschen identifiziert sich als »People-Pleaser«-Menschen, die ihre eigenen Bedürfnisse oft hinter die Wünsche und Erwartungen anderer stellen. Was auf den ersten Blick wie eine liebenswerte Charaktereigenschaft erscheint, ist in Wahrheit ein komplexes psychologisches Muster mit tiefen Wurzeln. Oft beginnt es bereits in der Kindheit, wenn wir lernen, dass unsere Wertigkeit von der Zufriedenheit anderer abhängt. Diese frühe Prägung kann zu einer lebenslangen Gewohnheit werden, die eigenen Grenzen zu missachten.

Typische Anzeichen des People-Pleaser-Syndroms:

- Du vermeidest Konflikte, selbst wenn es zu deinem Nachteil ist.
- Du fühlst dich schuldig, wenn du an deine eigenen Bedürfnisse denkst.
- Du übernimmst mehr Verantwortung, als du tragen kannst.
- Du entschuldigst dich häufig, auch für Dinge, die nicht deine Schuld sind.
- Du hast Schwierigkeiten, gesunde Grenzen zu setzen.
- Deine gesunden Routinen sind die ersten, die du opferst, wenn andere dich brauchen.

Die Erkenntnis, dass du möglicherweise unter diesem Syndrom leidest, ist nicht als Vorwurf gemeint. Im Gegenteil: Es ist der erste Schritt zur

Befreiung – und zu einer gesünderen Haut. Nur wenn du bewusst durch deinen Alltag gehst, kannst du deine Verhaltensweisen erkennen und ändern.

Doppelte Belastung durch Beruf und Familie

»Morgens die Kinder fertig machen, dann 8 Stunden Arbeit, abends Haushalt, Essen kochen, bei den Hausaufgaben helfen – wann soll ich da noch Zeit für meine Hautpflege finden?« Diese Frage stellte mir eine 39-jährige Klientin, Mutter von zwei Kindern und Vollzeit-Marketingmanagerin. Ihre Rosacea hatte sich in den letzten Jahren kontinuierlich verschlechtert, parallel zu ihrer steigenden beruflichen Verantwortung und familiären Verpflichtungen. Sie ist kein Einzelfall. Die doppelte Belastung durch Beruf und Familie ist für viele Rosacea-Betroffene eine tägliche Realität, die den Heilungsprozess massiv blockiert.

Die berufliche Dimension bedeutet oft:

STÄNDIGE ERREICHBARKEIT Durch digitale Kommunikation verschwimmen die Grenzen zwischen Arbeits- und Privatzeit.

LEISTUNGSDRUCK Die Angst, nicht zu genügen oder ersetzbar zu sein, führt zu übermäßigem Engagement.

PRÄSENTISMUS Viele gehen selbst krank zur Arbeit, aus Sorge vor negativen Konsequenzen.

ZUSÄTZLICHE EMOTIONALE ARBEIT Besonders in sozialen oder Dienstleistungsberufen wird oft erwartet, dass man eigene Gefühle zugunsten anderer zurückstellt.

Und auch in familiärer Hinsicht gibt es große Herausforderungen:

MENTAL LOAD Das ständige »Im-Kopf-Haben« aller Termine, Bedürfnisse und Aufgaben der Familienmitglieder.

BETREUUNG Die Pflege von Kindern, älteren Angehörigen oder kranken Familienmitgliedern.

BEZIEHUNGSARBEIT Das Aufrechterhalten von Harmonie und das Eingehen auf emotionale Bedürfnisse anderer.

HAUSHALT Die oft unterschätzte zeitliche und energetische Belastung durch alltägliche Haushaltsaufgaben.

In diesem Spannungsfeld wird Selbstfürsorge oft als »Luxusproblem« abgetan. Aber in Wahrheit kann man nichts aus einem leeren Tank geben. Wenn du kontinuierlich deine Ressourcen für andere verbrauchst, ohne sie wieder aufzufüllen, zahlt dein Körper oft die Rechnung – und von deiner Haut erhältst du die Quittung.

Perfektionismusfalle

Es anderen recht machen zu wollen, aber auch das Richtige für sich selbst zu tun, führt viele Menschen in einen Teufelskreis. Zunächst vernachlässigen sie ihre Gesundheit, weil sie für andere »perfekt« funktionieren wollen. Wenn sie dann doch Zeit für sich finden, setzen sie sich oft unrealistische Ziele (»Ab morgen esse ich nur noch clean, mache täglich Sport und meditiere eine Stunde«). Diese überzogenen Ansprüche sind nicht durchhaltbar und sind zum Scheitern verurteilt. Nicht selten enden sie in Selbstvorwürfen und Stress, wodurch sich die Rosacea verschlimmert und alles wieder von vorne beginnt.

Diesen Kreislauf zu durchbrechen, erfordert ein tiefes Verständnis dafür, dass Selbstakzeptanz und realistische Ziele keine Schwäche sind, sondern die wahre Stärke ausmachen. Lass dir Zeit dabei, deinen eigenen Kreislauf zu durchbrechen, und habe Verständnis für dich, wenn es einmal nicht funktioniert und du in alte Verhaltensmuster zurückfällst.

Das kann passieren und ist ganz normal. Es kommt darauf an, wie du darauf reagierst – mit Ärger oder mit Liebe und Verständnis für dich selbst.

Warum »zu viel des Guten« ebenfalls schädlich ist

»Nach jahrelangem Nichtstun habe ich beschlossen, alles zu ändern. Kein Zucker, kein Gluten, kein Alkohol, täglich 2 Stunden Sport, drei verschiedene Nahrungsergänzungsmittel und eine aufwendige Hautpflegeroutine morgens und abends.« Als mir ein 36-jähriger Klient diesen Aktionsplan präsentierte, wusste ich bereits, dass er innerhalb von 2 Wochen scheitern würde. Und genau so kam es. Schlimmer noch: Seine Rosacea verschlimmerte sich durch den plötzlichen extremen Stress. Schon oft habe ich ein Phänomen beobachtet, das ich das »Pendel-Prinzip« nenne: Menschen, die lange in der Selbstvernachlässigung gelebt haben, schlagen oft ins andere Extrem um, wenn sie endlich handeln. Anstatt moderate, nachhaltige Veränderungen anzustreben, stürzen sie sich in radikale Umstellungen, die kaum durchzuhalten sind. Warum ist dieses »zu viel des Guten« besonders problematisch?

PHYSIOLOGISCHER STRESS Radikale Ernährungsumstellungen, übermäßiger Sport oder plötzliche Änderungen der Schlafgewohnheiten können den Körper in einen Alarmzustand versetzen.

ZU SCHNELLE UMSTELLUNGEN Hier kann es zu vorübergehende Verschlimmerungen kommen, die als Entgiftungsreaktionen missverstanden werden.

ÜBERFORDERUNG DER HAUT Die Haut benötigt Zeit, um sich an neue Pflegeprodukte oder -routinen zu gewöhnen. Eine Überflutung mit neuen Wirkstoffen kann zu Irritationen führen.

PSYCHOLOGISCHER DRUCK Die selbst auferlegten Erwartungen erzeugen mentalen Stress, der sich direkt auf die Hautgesundheit auswirkt.

Weg der bewussten Balance

Wenn weder völlige Selbstaufopferung noch übertriebener Selbstfürsorge-Eifer der richtige Weg sind – was dann? Die Antwort liegt in dem, was ich den »Weg der bewussten Balance« nenne: eine Haltung, bei der du deine eigenen Bedürfnisse und die Bedürfnisse anderer gleichermaßen berücksichtigst und respektierst.

ERKENNE DEINE MUSTER Beobachte, wo du zur Selbstaufopferung oder zum übertriebenen Perfektionismus neigst. Bewusstsein ist der erste Schritt zur Veränderung.

SETZE SANFTE GRENZEN Beginne mit sanften, aber konsequenten Grenzen. Ein Einfaches »Ich melde mich morgen« statt sofort zu reagieren, kann der Anfang sein.

NUR SO VIEL WIE NÖTIG Praktiziere das »Gerade-genug-Prinzip«. Nicht maximale, sondern angemessene Anstrengung ist das Ziel. Was ist gerade genug an Hautpflege? An Bewegung? »Gerade genug« für andere da sein?

INTEGRIEREN, NICHT TRENNEN Suche nach Wegen, Selbstfürsorge in deinen Alltag zu integrieren, statt sie als separate Aktivität zu betrachten. Kannst du während des Telefonats mit einer Freundin spazieren gehen? Mit deinem Partner gemeinsam gesund kochen?

ÜBE SELBSTMITGEFÜHL Behandle dich selbst mit der gleichen Güte und Nachsicht, die du anderen entgegenbringst.

Die Kunst der ausgewogenen Fürsorge ist erlernbar. Und das Wunderbare daran: Mit jedem Schritt in Richtung Balance werden nicht nur deine Beziehungen authentischer und deine Haut gesünder – du wirst auch zum Vorbild für andere, die möglicherweise in den gleichen Mustern gefangen sind.

Dein Balance-Journal

Ein besonders wertvolles Instrument der Selbstreflexion ist das regelmäßige Journaling. Das Aufschreiben deiner Gedanken, Gefühle und Erkenntnisse ist sehr wirksam bei der Suche nach der eigenen Balance und schafft auch eine Dokumentation deiner Entwicklung. Ich selbst nutze ein Journal, um meine Gedanken, Ziele, Wünsche und Dankbarkeit festzuhalten. Wenn ich später darin blättere, wird mir erst bewusst, welche positiven Veränderungen ich schon durchlaufen konnte und was noch besonderer Aufmerksamkeit bedarf. Ich möchte dich ermutigen, ab heute ein Balance-Journal zu führen. Es muss kein teures Notizbuch sein – ein einfaches Heft oder sogar eine Notiz-App auf deinem Smartphone genügt. Das Wichtigste ist die Regelmäßigkeit und die Ehrlichkeit dir selbst gegenüber. Stelle dir darin folgende Fragen und versuche, sie zu beantworten:

- Welche konkreten Situationen in deinem Leben fordern regelmäßig Selbstaufopferung von dir (beruflich, familiär, sozial)?
- In welchen Bereichen neigst du zum Extrem, zu übertriebenem Perfektionismus oder »Alles-oder-nichts«-Denken?
- Wenn du deinen Tag betrachtest: Wie viel Zeit und Energie widmest du bewusst deinen eigenen Bedürfnissen im Vergleich zu den Bedürfnissen anderer? Suche eine möglichst konkrete Antwort und notiere dir Minuten, Stunden oder den prozentualen Anteil im Tagesverlauf.
- Wo könntest du heute – nicht morgen, nicht nächste Woche, sondern heute – einen kleinen Schritt in Richtung mehr Balance machen?

Verstehe deine Antworten auf diese Fragen als Ausgangspunkt für deine persönliche Balance-Strategie.

Regelmäßiges Journaling kann dir helfen, deine persönliche Intuition zu entwickeln. Durch das tägliche Aufzeichnen deiner Empfindungen wirst du mit Zeit immer mehr Feingefühl für die subtilen Signale deines Körpers entwickeln. Dabei liegt die Kunst darin, diese intuitiven Warnzeichen in deinem Journal nicht als weitere »Probleme« aufzufassen, sondern als wertvolle Verbündete auf deinem Weg zu mehr Balance und Hautgesundheit zu würdigen. Es geht nicht um perfekte Analyse, sondern um liebevolles Hinspüren und kontinuierliches Dokumentieren deiner Entwicklung.

Trigger-Tagebuch

Baue ein Trigger-Tagebuch in dein Balance-Journal ein und verzeichne darin alle Ereignisse, die Rosacea-Schübe bei dir auslösen. Diese gezielten Beobachtungen helfen dir neben Notizen zu grundlegenden Erkenntnissen, Gefühlen und Fortschritten, die konkreten Ursache-Wirkungs-Zusammenhänge zwischen deinem Leben und deiner Haut zu erkennen. Beide Elemente – das allgemeine Journal und das Trigger-Tagebuch – ergänzen einander und bilden gemeinsam ein mächtiges Werkzeug für deine Transformation.

So erlebte es auch eine meiner Klientinnen: »Ich verstehe einfach nicht, warum meine Haut manchmal gut aussieht und dann plötzlich wieder schlimmer wird«, sagte sie mir verzweifelt bei unserem ersten Treffen. Drei Wochen später, nachdem sie auf meine Anweisung hin den Trigger-Bereich in ihrem Journal zu führen begonnen hatte, sah sie das Muster: Ihre schlimmsten Rosacea-Schübe traten fast immer einen Tag nach besonders stressigen Familientreffen auf, bei denen sie ihre eigenen Grenzen ignoriert hatte, um »die perfekte Gastgeberin« zu sein.

Am besten reservierst du eine Doppelseite pro Woche oder einen Abschnitt pro Tag für das Trigger-Tagebuch und notierst darauf täglich folgende Faktoren:

- Hautzustand (trage jeweils auf einer Skala von 1 bis 10 ein, wie sehr sie von Rötungen, Brennen, Pusteln betroffen ist)

- Stresslevel (auf einer Skala von 1 bis 10)
- Schlafqualität und -dauer
- Ernährung und Getränke
- Wetter und Umgebungsfaktoren
- emotionale Verfassung
- Situationen, in denen du Grenzen überschritten hast

Werte die Einträge wöchentlich aus und markiere auffällige Muster mit Farbstiften oder Symbolen. Übertrage wichtige Erkenntnisse in den Reflexionsteil deines Journals. Sei geduldig: Manchmal zeigen sich Zusammenhänge erst nach 3–4 Wochen regelmäßiger Journaling-Praxis.

Warnzeichen für Überforderung festhalten

Ein weiterer wichtiger Aspekt deines Journals ist das Erkennen von Warnzeichen. Deine Haut ist oft nicht der einzige Botschafter, der versucht, dich auf Ungleichgewichte aufmerksam zu machen. Lange bevor deine Rosacea aufflammt, senden dein Körper und deine Psyche subtile Signale, die – rechtzeitig wahrgenommen und in deinem Journal dokumentiert – dir helfen können, einer Verschlechterung vorzubeugen. Denn wer seine persönlichen »Vorboten« kennt, kann frühzeitig gegensteuern.

Achte beim Journaling auf diese körperlichen Warnzeichen:

VERSPANNUNGEN Meine Erfahrungen zeigen, dass viele Rosacea-Betroffene unter Verspannungen im Nacken- und Schulterbereich sowie unter Kopfschmerzen leiden.

VERÄNDERTE VERDAUUNG Verstopfung, Blähungen oder Durchfall können ein Zeichen des aktivierten Stressnervensystems sein.

SCHLAFSTÖRUNGEN Schwierigkeiten beim Einschlafen oder Durchschlafen sind oft frühe Warnsignale.

TEMPERATUREMPFINDLICHKEIT Ein Warnsignal ist, wenn normale Temperaturen plötzlich als zu warm oder zu kalt empfunden werden.

LICHTEMPFINDLICHKEIT Oft sind eine gesteigerte Lichtempfindlichkeit und trockene Augen Vorboten für okuläre Rosacea-Symptome.

Notiere in deinem Journal auch diese emotionalen und mentalen Warnzeichen:

ERHÖHTE REIZBARKEIT Stören Kleinigkeiten plötzlich überproportional häufig?

GEDANKENKREISEN Grübelst du zunehmend länger über bestimmte Dinge nach, besonders nachts?

KONZENTRATIONSSCHWIERIGKEITEN Kannst du dich zunehmend schlechter konzentrieren?

ENTSCHEIDUNGSSCHWÄCHE Werden selbst kleine Entscheidungen zur Herausforderung?

EMOTIONALE ERSCHÖPFUNG Hast du das Gefühl, emotional »leer« zu sein?

VERMEHRTE SELBSTKRITIK Wird dein innerer Dialog zunehmend härter und unnachgiebiger?

Das Bemerkenswerte an diesen Warnzeichen: Sie sind so individuell wie du selbst. Während der eine primär körperliche Signale wahrnimmt, reagiert der andere hauptsächlich auf emotionaler Ebene. Durch regelmäßiges Journaling wirst du dein persönliches »Frühwarnsystem« besser kennenlernen.

Körperscan-Übung zur Achtsamkeit

Führe folgende kurze Übung täglich 3 Minuten lang aus und trage deine Beobachtungen in den Trigger-Abschnitt deines Balance-Journals ein:

Setze oder lege dich bequem hin, schließe die Augen und atme 3-mal tief ein und aus. Lenke deine Aufmerksamkeit systematisch durch deinen Körper und erforsche nacheinander folgende Regionen:

- Kopf (verspürst du Spannungen oder Druck?)
- Kiefer und Gesicht (sind sie angespannt oder warm?)
- Nacken und Schultern (gibt es Verhärtungen?)
- Brust (verspürst du ein Engegefühl oder ist die Atmung frei?)
- Bauch (ist er verkrampft oder unruhig?)
- Extremitäten (fühlen sie sich schwer an oder kribbeln sie?)

Signalkarte erstellen

Während man erste Warnzeichen intuitiv wahrnimmt, hilft eine systematische Dokumentation, konkrete Muster zu erkennen. Das funktioniert gut, indem du ergänzend zu den Aufzeichnungen eine evidenzbasierte »Signalkarte« erstellst. Mit diesen objektiven Daten kannst du einfacher Zusammenhänge zwischen Verhalten, Wohlbefinden und Hautgesundheit identifizieren, die du sonst möglicherweise übersiehst.

SCHRITT 1 Systematisches Tracking: Dokumentiere täglich auf einer Skala von 1 bis 10 die Aspekte Intensität deiner Hautsymptome (differenziere nach Rötung, Brennen, Schwellung etc.), Stresslevel zu verschiedenen Tageszeiten sowie Energieniveau und Erholungsqualität.

Erfasse dann objektive Daten, wie Schlafmenge und -qualität (Einschlafzeit, Durchschlafphasen), äußere Faktoren (Wetter, Temperatur, Luftfeuchtigkeit) sowie Ernährung und Flüssigkeitsaufnahme.

Notiere ergänzend konkrete Ereignisse, wie Situationen mit hohen sozialen oder emotionalen Anforderungen, Momente bewusster Grenzsetzung oder -überschreitung sowie deine Selbstfürsorge-Aktivitäten mit Zeitdauer.

SCHRITT 2 Strukturierte Musteranalyse: Analysiere dann nach 2 Wochen des systematischen Trackings deine Daten. Suche dabei nach zeitlichen Korrelationen: Treten bestimmte Hautreaktionen mit Verzögerung nach spezifischen Ereignissen auf? Identifiziere auch Schwellenwerte und frage danach, ab welchem Stresslevel oder welcher Schlafdauer deine Haut reagiert. Forsche zudem nach Kombinationsfaktoren und finde heraus, welche Faktoren sich gegenseitig verstärken. Suche auch nach positiven Korrelationen, um festzustellen, welche Selbstfürsorge-Aktivitäten die deutlichste positive Wirkung zeigen.

SCHRITT 3 Persönliches Ampelsystem: Erstelle auf Grundlage deiner Datenanalyse ein präzises, personalisiertes Ampelsystem:

Grün: optimaler Zustand

Definiere messbare Indikatoren für dein Wohlbefinden und dokumentiere konkrete Verhaltensweisen, die diesen Zustand fördern. Notiere die Häufigkeit und Intensität der Selbstfürsorge-Praktiken in dieser Phase.

Gelb: erste Warnzeichen

Katalogisiere die spezifischen frühen Warnsignale (körperlich, emotional, verhaltensbezogen) und entwickle einen konkreten Interventionsplan für diese Phase. Definiere Prioritäten und Mindestanforderungen für die Selbstfürsorge.

Rot: akuter Handlungsbedarf

Beschreibe eindeutige Indikatoren für eine kritische Überlastung und erstelle ein Notfallprotokoll mit konkreten Sofortmaßnahmen. Definiere auch nicht verhandelbare Grenzen und Auszeiten.

Diese systematische Signalkarte ergänzt deine intuitive Wahrnehmung und wird zu einem evidenzbasierten Navigationsinstrument. Einer meiner Klienten beschrieb es treffend: »Meine Ampel liegt jetzt sogar als kleine Karte in meinem Portemonnaie. Sie erinnert mich daran, auf die Signale meines Körpers zu hören, bevor meine Haut ›Rot‹ zeigen muss. Die konkrete Datensammlung hat mir gezeigt, dass bestimmte Muster viel regelmäßiger auftreten, als ich gedacht hätte – und dass ich tatsächlich Einfluss darauf nehmen kann.«

Formular für das tägliche Tracking

DATUM: ______________________________

HAUTSYMPTOME (SKALA VON 1 BIS 10)

Rötung: morgens ____ mittags ____ abends ____

Brennen: morgens ____ mittags ____ abends ____

Schwellung: morgens ____ mittags ____ abends ____

Trockenheit: morgens ____ mittags ____ abends ____

ALLGEMEINES BEFINDEN

Stresslevel (1–10): morgens ____ mittags ____ abends ____

Energieniveau (1–10): morgens ____ mittags ____ abends ____

SCHLAF Schlafdauer: ____ Stunden

Schlafqualität (1–10): ____

Einschlafzeit: ____

Durchgeschlafen? ☐ Ja ☐ Nein

ÄUSSERE FAKTOREN Wetter: ☐ sonnig ☐ bewölkt ☐ regnerisch

Temperatur: ____ °C

Luftfeuchtigkeit: ☐ hoch ☐ mittel ☐ niedrig

ERNÄHRUNG Hauptmahlzeiten:

____

____

____

____

Mögliche Trigger-Lebensmittel:

____

Flüssigkeit:

____

Wasser: ____ Liter
Kaffee/Tee: ____ Tassen
Alkohol: ☐ ja ☐ nein

HAUTPFLEGE verwendete Produkte:

____

EMOTION UND SOZIALES Situationen mit hoher emotionaler Belastung:

____

____

Reaktion und Gefühle:

____

Grenzsetzung: ☐ Grenzen gesetzt ☐ Grenzen überschritten
soziale Interaktionen:

____

____

SELBSTFÜRSORGE-AKTIVITÄTEN Meditation/Achtsamkeit:

____

Dauer: ____ Wirkung (1–10): ____

Bewegung/Sport:

____

Dauer: ____ Wirkung (1–10): ____

kreative Tätigkeit:

____

Dauer: ____ Wirkung (1–10): ____

Natur/Frischluft:

____

Dauer: ____ Wirkung (1–10): ____

soziale Verbindung:

____

Dauer: ____ Wirkung (1–10): ____

Ruhe/Erholung:

____

Dauer: ____ Wirkung (1–10): ____

andere:

____

Dauer: ____ Wirkung (1–10): ____

MEIN PERSÖNLICHES AMPELSYSTEM

Grün: optimaler Zustand

Haut – Meine Indikatoren für Wohlbefinden:

____

Fördernde Verhaltensweisen:

____

Körper – Meine Indikatoren für Wohlbefinden:

____

Fördernde Verhaltensweisen:

____

Geist – Meine Indikatoren für Wohlbefinden:

____

Fördernde Verhaltensweisen:

____

Sozial – Meine Indikatoren für Wohlbefinden:

____

Fördernde Verhaltensweisen:

____

Gelb: erste Warnzeichen

KÖRPERLICHE WARNSIGNALE: ______________

Interventionen:

____

Prioritäten für Selbstfürsorge:

____

EMOTIONALE WARNSIGNALE: ______________

Interventionen:

____

Prioritäten für Selbstfürsorge:

____

VERHALTENS-WARNSIGNALE: ______________

Interventionen:

____

Prioritäten für Selbstfürsorge:

____

Rot: akuter Handlungsbedarf

KRITISCHE INDIKATOREN: ______________

____

____

____

Fünf Phasen der Selbstpriorisierung

Veränderung ist kein einmaliges Ereignis, sondern ein Prozess. Meiner Erkenntnis nach durchlaufen alle, die nachhaltige Verbesserungen ihrer Hautgesundheit erreichen, fünf Phasen der Transformation. Ich will sie dir erklären, damit du auch die notwendigen Schritte gehen kannst.

Warum ist Veränderung oft so schwierig? Die Neurowissenschaft gibt uns wertvolle Antworten: Unser Gehirn liebt Gewohnheiten. Sie sind energiesparend und vorhersehbar. Jede neue Verhaltensweise erfordert zunächst mehr Energie.

Unser ganzheitlicher Ansatz arbeitet im Einklang mit der natürlichen Funktionsweise des Gehirns: Dabei werden behutsam neue Nervenverbindungen aufgebaut, ohne unser natürliches Alarmsystem zu überfordern. Der menschliche Körper braucht Zeit für echte Veränderung – es dauert etwa 2 Monate, bis neue Verhaltensweisen zur Gewohnheit werden. Diese sanften, schrittweisen Anpassungen führen zu stabilen, langfristigen Erfolgen, während überstürzte radikale Änderungen oft Stress auslösen und letztlich zum Aufgeben führen.

Dabei ist es wichtig, dass du dir selbst mit Geduld und Verständnis begegnest. Rückschläge sind kein Zeichen des Scheiterns, sondern Teil des Lernprozesses. Indem du kleine Erfolge feierst und bewusst wahrnimmst, stärkst du deine Motivation und dein Selbstvertrauen. Außerdem hilft es, klare Ziele zu setzen und diese in überschaubare Schritte zu unterteilen. Unterstützung – sei es durch Familie, Freunde oder Fachpersonen – kann diesen Weg erleichtern. So entsteht ein nachhaltiger Wandel, der nicht nur deine Hautgesundheit verbessert, sondern auch dein allgemeines Wohlbefinden stärkt. Erinnere dich: Veränderung ist ein Weg, kein Sprint.

Phase 1: Awakening

Kurz gesagt, geht es in dieser Phase um die Erkenntnis, dass du wichtig bist. Der Veränderungsprozess beginnt mit einem Moment des Bewusstwerdens – dem Punkt, an dem du erkennst, dass der bisherige Weg nicht mehr funktioniert und dass du es verdienst, dich selbst zu priorisieren.

Für manche kommt dieser Moment als dramatischer Wendepunkt: Ein Klient von mir beschrieb, wie er während einer wichtigen Präsentation einen so intensiven Rosacea-Schub erlitt, dass er kaum weitersprechen konnte. »In diesem Moment wurde mir klar, dass mein Körper nicht mehr mitmachen würde, wenn ich weiter meine Grenzen ignorierte.«

Charakteristika der Awakening-Phase

- ein zunehmendes Bewusstsein für den Zusammenhang zwischen Selbstvernachlässigung und Hautproblemen
- das Hinterfragen lang gehegter Überzeugungen (»Ich muss funktionieren«, »Ich darf nicht Nein sagen«)
- eine wachsende Unzufriedenheit mit dem Status quo
- erste vorsichtige Überlegungen zu möglichen Veränderungen

Unterstützende Fragen für dein Journal

- Wann hast du zum ersten Mal bemerkt, dass deine Fürsorge für andere möglicherweise Auswirkungen auf deine Hautgesundheit hat?

- Welche wiederkehrenden Gedanken oder Gefühle tauchen auf, wenn du an Selbstfürsorge denkst?
- Wenn du dein Leben aus der Perspektive deiner Haut betrachtetest – was würde sie dir raten?

Drei Übungen, mit denen du dein Erwachen vertiefen kannst:

BRIEF AUS DER ZUKUNFT Schreibe dir selbst einen Brief aus der Perspektive deines zukünftigen Ichs, das gelernt hat, sich selbst zu priorisieren. Was würde dieses zukünftige Ich dir heute raten?

KOSTEN-NUTZEN-ANALYSE Erstelle zwei Spalten: »Was kostet mich meine Selbstvernachlässigung?« und »Was bringt mir meine Selbstvernachlässigung?« Sei bei der Beantwortung dieser Fragen ehrlich und detailliert.

SPIEGELMOMENT Nimm dir jeden Morgen 30 Sekunden Zeit, um dir selbst in die Augen zu schauen und dir zu sagen: »Ich bin wichtig. Meine Bedürfnisse sind wichtig.«

Mögliche Fallstricke in dieser Phase

- Kurzfristige Motivation ohne nachhaltige Veränderung: Der »Aha-Moment« verblasst und du fällst in alte Muster zurück.
- Überwältigung durch Erkenntnis: Das Ausmaß der nötigen Veränderungen erscheint zu groß.
- Intellektualisierung ohne Emotion: Du verstehst das Problem rational, aber fühlst nicht die emotionale Notwendigkeit.

Du kannst diese Fallstricke umgehen, indem du deine Erkenntnisse schriftlich dokumentierst. Verbinde sie auch mit konkreten Emotionen, um sie zu fühlen, und definiere einen kleinen, aber sofortigen ersten Schritt.

5 PHASEN DER SELBSTPRIORISIERUNG:

1. AWAKENING

WAHRNEHMUNG FÜR ZUSAMMENHANG VON SELBSTVERNACHLÄSSIGUNG UND HAUTPROBLEMEN

- ZUNEHMENDES BEWUSSTSEIN FÜR DEN ZUSAMMENHANG
- HINTERFRAGEN LANG GEHEGTER ÜBERZEUGUNGEN
- WACHSENDE UNZUFRIEDENHEIT MIT DEM STATUS QUO
- ERSTE ÜBERLEGUNGEN ZU MÖGLICHEN VERÄNDERUNGEN

2. SELF-CARE

EIGENE BEDÜRFNISSE ERSTMALS IN DEN VORDERGRUND STELLEN, TROTZ BESTEHENDER SCHULDGEFÜHLE

- SCHULDGEFÜHLE HINTERFRAGEN
- NEUE PERSPEKTIVEN FINDEN, SELBSTFÜRSORGE LEGITIMIEREN
- KLEINE »EXPERIMENTE« IN SELBSTPRIORISIERUNG
- WIDERSPRÜCHLICHE GEFÜHLE: ERLEICHTERUNG UND UNBEHAGEN

3. BLUEPRINT

PLAN FÜR DIE SELBSTFÜRSORGE ZURECHTLEGEN

- REALISMUS STATT IDEALISMUS
- KLEINE, ABER KONSEQUENTE SCHRITTE
- INTEGRATION STATT SEPARATION
- FLEXIBILITÄT
- PRIORISIERUNG

4. ACTION

NEUE GEWOHNHEITEN ETABLIEREN, GRENZEN ZIEHEN

- GRENZEN NACH AUßEN (GEGENÜBER DEN ANSPRÜCHEN ANDERER)
- GRENZEN NACH INNEN (GEGENÜBER DEN EIGENEN PERFEKTIONISTISCHEN ODER SELBSTSABOTIERENDEN TENDENZEN)

5. INTEGRATION

NEUE BALANCE ALS LEBENSPRINZIP; HAUTGESUNDHEIT ALS INTEGRALER BESTANDTEIL DES GESAMTEN WOHLBEFINDENS

- KEINE SCHULDGEFÜHLE BEIM GRENZENZIEHEN
- SELBSTFÜRSORGE ALS NATÜRLICHER BESTANDTEIL DES LEBENS
- FRÜHES ERKENNEN VON WARNZEICHEN, INTUITIVE REAKTION DARAUF
- POSITIVE BEURTEILUNG DER EIGENEN WERTSCHÄTZUNG
- UNTERSCHEIDUNG ZWISCHEN GESUNDEM EGOISMUS UND SELBSTSUCHT
- EIGENE WERTSCHÄTZUNG IST EINE INSPIRATION FÜR ANDERE

Phase 2: Self-Care

In dieser Phase gestehst du dir zu, selbst an erster Stelle zu stehen. Nach dem Bewusstwerden folgt oft eine Phase des inneren Kampfes: Der Verstand sagt dir, dass du dich mehr um dich selbst kümmern solltest, aber emotional fühlst du dich schuldig oder egoistisch, wenn du es tust.

Die Self-Care-Phase ist der Prozess, in dem du dir selbst die Erlaubnis gibst, deine eigenen Bedürfnisse zu priorisieren – nicht aus Egoismus, sondern aus der Erkenntnis, dass Selbstfürsorge die Grundlage für alles andere ist.

Charakteristika der Selbstzustimmungsphase

Typisch für diese Phase ist,

- dass du beginnst, Schuldgefühle als Hindernis zu erkennen und zu hinterfragen.
- dass du neue Perspektiven findest, die Selbstfürsorge legitimieren.
- dass du dir kleine »Experimente« in Selbstpriorisierung erlaubst.
- dass du widersprüchliche Gefühle an dir feststellst: Erleichterung gemischt mit Unbehagen.

Blockaden in dieser Phase und wie du sie überwindest

EINWAND: »ABER DIE ANDEREN BRAUCHEN MICH.«

Stelle dir in diesem Fall die Gegenfrage: Wie hilfreich bist du, wenn du erschöpft und krank bist?

VORWURF: »SELBSTFÜRSORGE IST EGOISTISCH.« Versuche es mit einer Neudefinition: Selbstfürsorge ist die Voraussetzung für echte Fürsorge für andere.

UNSICHERHEIT: »ICH WEISS GAR NICHT, WAS ICH BRAUCHE.« Probiere es mit den Basics ausreichend Schlaf, bewusste Ernährung, Momente der Stille.

UNRUHE: »ICH HABE KEINE ZEIT.« Hier hilft die Erkenntnis, dass Zeit nicht gefunden, sondern bewusst geschaffen wird.

Bemerkenswert ist in dieser Phase, dass deine Präsenz umso authentischer und wertvoller für andere wird, je mehr du dir erlaubst, auch deine eigenen Bedürfnisse wahrzunehmen. Bedenke: Wahre Großzügigkeit kommt nicht aus Selbstaufopferung, sondern aus einem gefüllten inneren Reservoir.

Mögliche Fallstricke in dieser Phase

- »Märtyrer-Syndrom«: Du identifizierst dich so stark mit deiner aufopfernden Rolle, dass Selbstfürsorge sich wie Verrat anfühlt.
- Angst vor Ablehnung: Die Befürchtung, andere könnten dich für egoistisch halten.
- Überkompensation: Nach Jahren der Selbstvernachlässigung verfallen manche ins andere Extrem.

Du kannst diese Fallstricke umgehen, indem du dich mit Vorbildern für gesunde Balance umgibst, die Grenzsetzung schrittweise einführst und bewusst »Self-Care-Dates« mit dir selbst einplanst.

Phase 3: Blueprint

In dieser Phase geht es darum, deinen persönlichen Selbstfürsorge-Plan zu entwerfen. Mit der neuen Erlaubnis zur Selbstfürsorge beginnt die konkrete Planungsphase. Der Unterschied zu früheren, oft gescheiterten Versuchen liegt darin, dass es diesmal nicht um radikale Umstellungen oder perfektionistische Ansprüche geht, sondern um einen realistischen, individuellen Plan.

Ein 47-jähriger Klient von mir, der zuvor mehrfach mit »Radikalkuren« gescheitert war, beschrieb seine Erkenntnis: »Früher wollte ich immer die perfekte Lösung – komplette Ernährungsumstellung, intensives Sportprogramm, teure Produkte. Diesmal habe ich mich gefragt: Was kann ich wirklich durchhalten? Was passt in mein Leben? Der Unterschied war revolutionär.«

Elemente eines erfolgreichen Selbstfürsorge-Blueprints

- Realismus statt Idealismus. Plane für dein tatsächliches Leben, nicht für ein imaginäres Leben ohne Verpflichtungen.
- Kleine, aber konsequente Schritte. Lieber täglich 5 Minuten Meditation als 1-mal pro Woche 1 Stunde.
- Integration statt Separation. Finde Wege, Selbstfürsorge in bestehende Routinen einzubauen.
- Flexibilität. Entwickle Plan A, B und C für unterschiedliche Tagesverläufe.
- Priorisierung. Identifiziere die 20 % der Maßnahmen, die 80 % der positiven Wirkung bringen.

Unverzichtbare Basics

Frage dich, was das absolute Minimum an Selbstfürsorge ist, das du brauchst, um funktionsfähig zu bleiben. Definiere deinen persönlichen »Notfallplan« für besonders stressige Zeiten und erstelle dir anhand dieser vier Schritte dein Selbstfürsorge-Blueprint:

1. BESTANDSAUFNAHME Was tut meiner Haut und mir nachweislich gut? Was verschlechtert meinen Zustand?

2. RESSOURCENCHECK Wie viel Zeit und Energie und welche finanziellen Mittel kann ich realistisch für Selbstfürsorge einsetzen?

3. GEWOHNHEITEN DEFINIEREN Welche kleinen, aber wirksamen Selbstfürsorge-Praktiken kann ich täglich integrieren?

4. TRIGGER-PLAN Welche spezifischen Selbstfürsorge-Maßnahmen setze ich um, wenn ich bestimmte Trigger oder Warnzeichen bemerke?

Trage deinen Blueprint in dein Journal ein und überprüfe ihn regelmäßig auf Praktikabilität.

Mögliche Fallstricke in dieser Phase

- Perfektionismus: Du möchtest einen »perfekten« Plan haben, bevor du beginnst.
- Informationsüberflutung: Du verlierst dich in Recherchen, anstatt zu handeln.
- Komplexitätsfalle: Du planst zu viele Veränderungen auf einmal.

Du kannst diese Fallstricke umgehen, indem du mit einem »Minimal-Self-Care-Plan« beginnst und dir klare zeitliche Grenzen für Recherchen setzt. Priorisiere ein bis drei Veränderungen und nimm dir nicht zu viel auf einmal vor.

Phase 4: Action

In dieser Phase werden Grenzen gezogen und neue Gewohnheiten etabliert. Mit einem realistischen Plan beginnt die eigentliche Umsetzungsphase – oft die herausforderndste, aber auch die lohnendste. Jetzt geht es darum, aus Wissen und Absichten konkrete, nachhaltige Handlungen werden zu lassen.

In dieser Phase lernst du zwei wesentliche Fähigkeiten:

- Grenzen nach außen setzen (gegenüber den Ansprüchen anderer)
- Grenzen nach innen setzen (gegenüber den eigenen perfektionistischen oder selbstsabotierenden Tendenzen)

Wirksame Strategien für die Action-Phase

SANDWICH-TECHNIK Diese Technik zum klaren Kommunizieren von Grenzen beinhaltet, dass man sie mit Verständnis einleitet, dann die Grenze klar benennt und die Erwiderung mit einer Alternative oder Lösung abschließt.

GEWOHNHEITEN ETABLIEREN Neue Verhaltensweisen an bestehende Gewohnheiten ankoppeln (z. B. 1 Minute Atemübungen nach jedem Zähneputzen).

UMGEBUNGSDESIGN ANPASSEN Deine Umgebung so gestalten, dass sie gesunde Entscheidungen unterstützt (z. B. Hautpflegeprodukte sichtbar platzieren, passende Lieblingsrezepte in der Küche so platzieren, dass du nicht erst überlegen musst, was du kochen möchtest).

VERANTWORTUNG ABGEBEN Eine vertraute Person einweihen, die dich unterstützt und sanft an deine Vorsätze erinnert.

DIE 2-MINUTEN-REGEL Wenn du keine Motivation hast, verpflichte dich zu nur 2 Minuten der Aktivität – oft führt dies dazu, dass du länger dabeibleibst.

Die Action-Phase ist auch die Zeit, in der du lernst, wie du mit Rückschlägen umgehst. Diese sind nicht nur unvermeidlich, sondern ein notwendiger Teil des Lernprozesses.

Umgang mit Grenzverletzungen

Wenn andere deine neuen Grenzen testen (und das werden sie), versuche es mit diesen Techniken:

DIE SCHALLPLATTEN-TECHNIK Wiederhole deine Grenze ruhig und bestimmt, ohne in Rechtfertigungen zu verfallen.

DIE PAUSE-TECHNIK Der Satz »Ich muss darüber nachdenken« gibt dir Zeit, nicht impulsiv wieder in alte Muster zu verfallen.

DIE UMKEHRFRAGE »Was würdest du an meiner Stelle tun?«, zwingt andere zu einem Perspektivwechsel und Verständnis für die eigene Haltung.

DER REALITÄTSCHECK »Ist es wirklich ein Notfall oder kann es warten?«

Merke: Die stärkste Grenze ist die, die du konsequent und ohne Drama durchsetzt.

Mögliche Fallstricke in dieser Phase

- Alles-oder-nichts-Denken: Ein Rückschlag wird als komplettes Scheitern interpretiert.
- Fehlende Geduld: Die Erwartung sofortiger drastischer Verbesserungen dämpft deinen Elan.
- Heimliche Sabotage: Unbewusst schaffst du dir Situationen, die eine Selbstfürsorge unmöglich machen.

Du kannst diese Fallstricke umgehen, indem du Erfolg als Konsistenz statt als Perfektion definierst. Es hilft auch, noch so kleine Fortschritte zu dokumentieren und im Voraus potenzielle Sabotage-Muster zu identifizieren.

Phase 5: Integration

Jetzt geht es darum, die neu gefundene Balance als Lebensprinzip zu verankern. Diese letzte Phase des Transformationsprozesses ist vielleicht die subtilste: Es geht darum, die neuen Verhaltensweisen und Einstellungen so tief zu verankern, dass sie nicht mehr als Programm oder Disziplin empfunden werden, sondern als natürlicher Ausdruck deines Selbst. In dieser Phase wird Selbstfürsorge von einer bewussten Anstrengung zu einer intuitiven Praxis. Deine Hautgesundheit wird nicht mehr als isoliertes Problem betrachtet, sondern als integraler Bestandteil deines gesamten Wohlbefindens. Das ist der Weg zu einem ausgeglichenen und gesunden Leben, in dem du selbst die wichtigste Rolle spielst.

Anzeichen erfolgreicher Integration

- Du kannst Nein sagen, ohne dich schuldig zu fühlen.
- Selbstfürsorge fühlt sich natürlich an, nicht wie eine zusätzliche Aufgabe.

- Du erkennst Warnzeichen früher und reagierst intuitiv.
- Deine Identität hat sich erweitert: Du siehst dich als jemanden, der sich selbst wertschätzt.
- Du kannst zwischen gesundem Egoismus und Selbstsucht unterscheiden.
- Du inspirierst andere durch dein Beispiel, ohne missionarisch zu sein.

Die Integration ist kein Endzustand, sondern ein fortlaufender Prozess des Wachstums und der Anpassung. Das Leben bringt immer neue Herausforderungen, aber mit einer gefestigten Selbstwertschätzung begegnest du ihnen anders als zuvor.

Reflexion: Bin ich schon am Ziel?

Um zu erkennen, wo du im Integrationsprozess stehst, ist es hilfreich, wenn du von Zeit zu Zeit folgende Aspekte hinterfragst:

UNTERSCHEIDUNG Kann ich intuitiv zwischen gesunder Selbstfürsorge und Selbstsucht unterscheiden?

AUFWAND Fühlt sich Selbstpriorisierung noch wie Arbeit an oder bereits wie eine natürliche Erweiterung meines Selbst?

AUFMERKSAMKEIT Bemerke ich subtile Ungleichgewichte, bevor sie zu Hautproblemen führen?

REAKTION Wie reagiere ich, wenn andere meine Grenzen testen?

VERÄNDERUNG Hat sich meine innere Stimme verändert – von kritisch zu unterstützend?

Denke daran: Integration bedeutet nicht Perfektion, sondern eine fundamentale Verschiebung in deiner Selbstbeziehung.

Mögliche Fallstricke in dieser Phase

- Komfortzone-Falle: In der neu erreichten Balance stehenbleiben, statt weiter zu wachsen.
- Rückfall unter starkem Stress: In Krisenzeiten in alte Muster zurückfallen.
- Missionarseifer: Andere ungefragt »bekehren« wollen.

Du kannst diese Fallstricke umgehen, indem du dir regelmäßige »Review-Termine« mit dir selbst einplanst. Stelle dir einen speziellen Krisenplan auf und respektiere den individuellen Weg anderer.

Zweiter Schritt: Die Transformation

Nachdem du erfahren hast, warum Veränderung notwendig ist, welche Muster dich bisher blockiert haben, wie du die Signale deines Körpers lesen kannst und durch welche Phasen deine Transformation führt, gebe ich dir nun konkrete »Werkzeuge« an die Hand, um die neuen Erkenntnisse in den Alltag zu integrieren.

Das von mir zusammengestellte Toolkit ist ein echter Gamechanger für deinen von Rosacea geprägten Alltag – selbst wenn dieser hektisch, fordernd und voller Verpflichtungen ist. Es enthält fünf Einzelwerkzeuge, die ich dir im Folgenden genauer beschreibe. Damit kannst du deine Transformation zu einem Leben, in dem die Hautkrankheit nicht mehr das alles beherrschende Thema ist, gut bewältigen. Dazu gehören Kommunikationstechniken für gesunde Grenzen, Strategien für die Mikro-Selbstfürsorge für vielbeschäftigte Menschen, Strategien gegen Selbstsabotage, Ernährungsanpassungen und Bewegungsroutinen ohne Überforderung.

Kommunikationstechniken für gesunde Grenzen

»Ich weiß, dass ich Grenzen setzen sollte – aber wie?« Die Angst vor Konflikten, Ablehnung oder dem Gefühl, egoistisch zu sein, hält viele davon ab, die Grenzen zu setzen, die ihre Haut und ihr Wohlbefinden dringend brauchen. Die gute Nachricht ist: Man kann lernen, Grenzen zu setzen. Mit den richtigen Kommunikationstechniken kannst du deine Bedürfnisse klar ausdrücken, ohne dabei Beziehungen zu gefährden oder dich schuldig zu fühlen.

Die Vier-Komponenten-Technik für klare Grenzen

Sie besteht aus den folgenden vier Komponenten:

1. **WERTSCHÄTZUNG** Achte in der Kommunikation immer darauf, dass du deinem Gegenüber Verständnis entgegenbringst.

2. **KLARHEIT** Formuliere deine Grenze unmissverständlich.

3. **GRÜNDE DARLEGEN** Erkläre kurz deine Motivation für dein Handeln, aber ohne dich zu rechtfertigen!

4. **ALTERNATIVE ANBIETEN** Biete, wenn möglich, eine konstruktive Alternative zu einer Erwartung an.

BEISPIEL »Ich verstehe, dass dieses Projekt wichtig ist (Wertschätzung). Ich kann heute nach 18 Uhr keine E-Mails mehr beantworten (Klarheit). Meine Abendzeit ist reserviert für Erholung, die meine Gesundheit unterstützt (Gründe). Ich kann dir aber morgen früh um 9 Uhr ein Update geben (Alternative).«

Die Grenz-Bibliothek

Vielen hilft es, sich Sätze für häufige Grenzsituationen zurechtzulegen, auf die sie im Fall der Fälle zurückgreifen können, ohne lange nachdenken zu müssen. So fällt es leichter, klare Grenzen zu setzen und selbstbewusst für die eigenen Bedürfnisse einzustehen. Solche Situationen und Erklärungsmuster könnten sein:

BEI MEHRARBEIT »Ich schätze dein Vertrauen in meine Arbeit. Heute kann ich keine zusätzlichen Aufgaben übernehmen, da ich meine Energie bereits vollständig verplant habe. Ich kann dir am Donnerstag damit helfen.«

BEI VERPFLICHTUNGEN »Ich freue mich wirklich über die Einladung. Ich werde nicht teilnehmen können, da ich meinen Erholungstag brauche. Lass uns aber bald einen Kaffee trinken.«

BEI FAMILIÄREN ERWARTUNGEN »Ich liebe euch und bin gerne für euch da. An diesem Wochenende brauche ich Zeit für mich selbst. Nächstes Wochenende bin ich wieder dabei.«

BEI UNTERBRECHUNGEN »Ich sehe, dass du meine Hilfe brauchst. Ich bin gerade mit einer Aufgabe beschäftigt, die ich in 30 Minuten abschließen muss. Danach bin ich für dich da.«

Diese Formulierungen kannst du an deine Situation anpassen. Wichtig ist, sie einzuüben, damit sie in Stresssituationen abrufbar sind.

Die häufigsten Hindernisse beim Grenzen-Setzen

Bestimmte Hindernisse beim Setzen von Grenzen begegnen einem immer wieder. Aber wenn man sich zuvor überlegt, wie man sie überwinden kann, gelingt das in der Regel gut.

ANGST VOR ABLEHNUNG Ruf dir in Erinnerung, dass Menschen, die deine gesunden Grenzen nicht respektieren, dich selbst auch nicht respektieren.

SCHULDGEFÜHLE Wage den Perspektivwechsel: Würdest du von einem geliebten Menschen erwarten, sich selbst zu vernachlässigen?

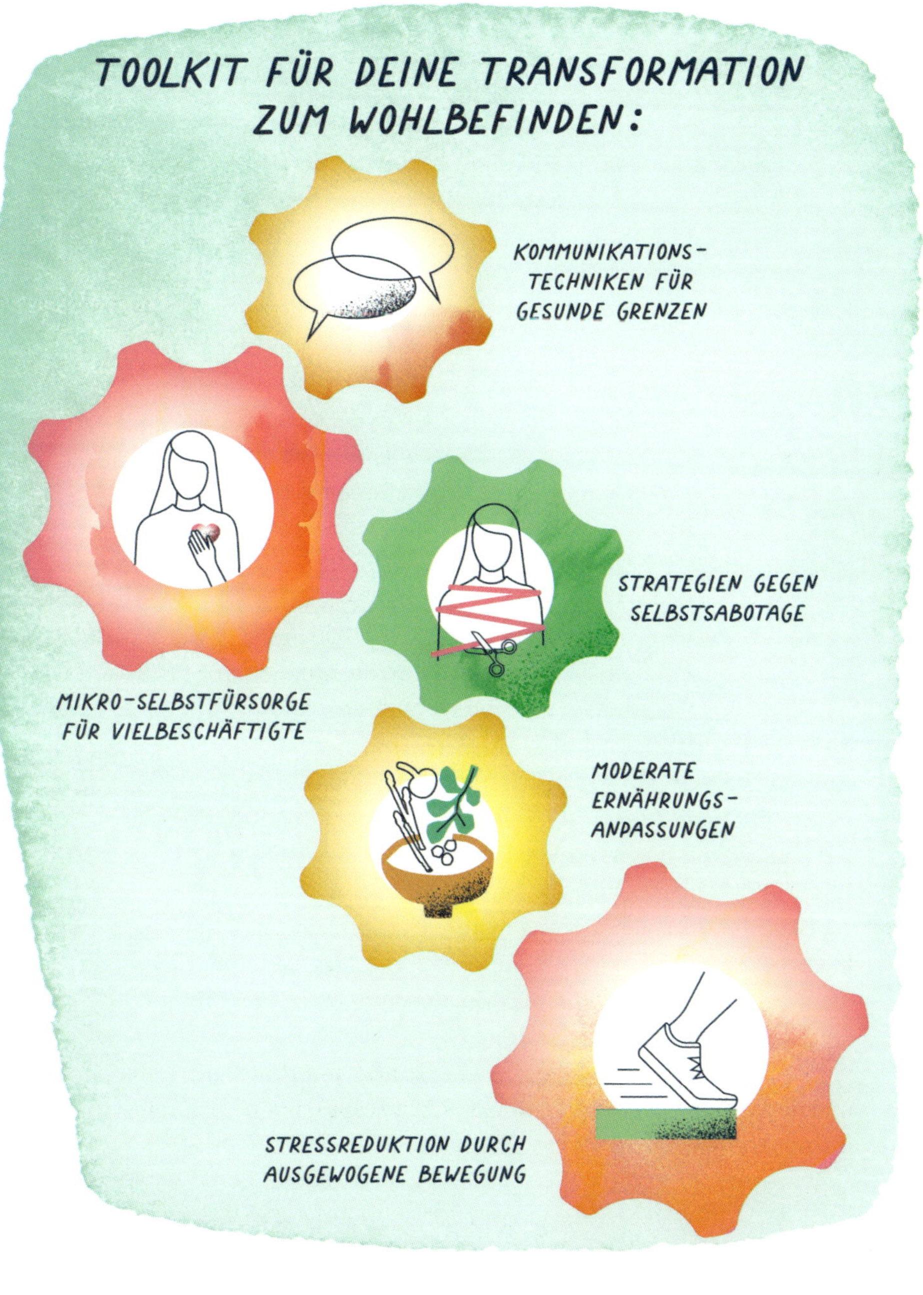
TOOLKIT FÜR DEINE TRANSFORMATION ZUM WOHLBEFINDEN:
KOMMUNIKATIONS-TECHNIKEN FÜR GESUNDE GRENZEN
MIKRO-SELBSTFÜRSORGE FÜR VIELBESCHÄFTIGTE
STRATEGIEN GEGEN SELBSTSABOTAGE
MODERATE ERNÄHRUNGS-ANPASSUNGEN
STRESSREDUKTION DURCH AUSGEWOGENE BEWEGUNG

»ABER ICH BIN UNERSETZLICH« Führe dir vor Augen, dass niemand wirklich unersetzlich ist und dass Systeme, die von Selbstaufopferung abhängen, ungesund sind.

ANGST VOR KONFLIKTEN Hier hilft es, Grenzen freundlich, aber bestimmt zu kommunizieren, und das im Vorfeld einzuüben.

Grenzen zu setzen ist nicht nur ein psychologisches Werkzeug, sondern hat direkte physiologische Auswirkungen. Jedes Ja, das eigentlich ein Nein sein sollte, aktiviert dein Stresssystem und kann Entzündungsprozesse in der Haut verstärken. Ein klares, respektvolles Nein ist daher nicht nur ein Akt der Selbstfürsorge, sondern eine medizinische Notwendigkeit.

Mikro-Selbstfürsorge für Vielbeschäftigte

»Ich habe einfach keine Zeit für Selbstfürsorge« – dies ist der häufigste Einwand, den ich in meiner Praxis höre. Die Realität sieht jedoch anders aus: Es geht nicht darum, stundenlange Wellness-Rituale in deinen Tag zu quetschen, sondern darum, strategische Mikro-Momente der Selbstfürsorge zu etablieren. Wissenschaftliche Studien haben belegt, dass selbst kurze Momente bewusster Selbstfürsorge signifikante physiologische Veränderungen bewirken können – von der Senkung des Cortisolspiegels bis zur Verbesserung der Hautbarrierefunktion.

Das Prinzip besteht darin, mehrere Einheiten von 2–5 Minuten Dauer in den Tagesablauf zu integrieren, anstatt 1 Stunde dafür einzuplanen, die man am Ende gar nicht aufbringen kann. Diese kurzen Interventionen sind leichter in den Alltag einzubauen und weniger anfällig für Ausreden. In der Summe sind sie aber ebenso wirksam wie längere Einheiten und ideal, um das autonome Nervensystem zu regulieren. Solche kurzen Rituale können wie folgt aussehen:

KÜHLE BERÜHRUNG Lege für 2 Minuten die kühlen Hände auf dein Gesicht, atme tief und stell dir vor, wie die Rötung und Hitze abfließen.

BEWUSSTER ATEMRAUM Nimm drei tiefe Atemzüge und denke beim Einatmen: »Ich bin hier«, beim Ausatmen: »Ich lasse los.«

ESSENS-ACHTSAMKEIT Nimm dir 2 Minuten, bevor du mit dem Essen beginnst, um die Speisen mit allen Sinnen wahrzunehmen.

SELBSTWAHRNEHMUNG Streiche mit den Händen langsam deine Körpergrenzen nach – vom Kopf bis zu den Füßen, als würdest du ein unsichtbares Energiefeld aktivieren.

AUGENTROST Reibe die Hände aneinander, sodass sie warm werden, und lege sie über die geschlossenen Augen, atme dabei 5-mal tief durch.

Strategien zur Verankerung von Me-Time im Alltag

TRIGGER-PRINZIPIEN Dabei verknüpft man Momente der Selbstfürsorge mit bestimmten Gewohnheiten. So könnte man etwa nach jedem Toilettengang drei bewusste Atemzüge nehmen (hier kann dich niemand unterbrechen), beim Warten auf den Aufzug mit den Schultern kreisen oder sich 2 Minuten die Hände massieren, während der Computer hochfährt.

ERINNERUNGSSTRATEGIE Nutze die moderne Technologie für dein Wohlbefinden und stelle dir auf deinem Smartphone sanfte Erinnerungen ein. Benenne diese Erinnerungen ganz konkret, zum Beispiel: »Atemraum« statt »Pause«. Markiere sie im Kalender mit einem optischen Hinweis (zum Beispiel mit einem roten Punkt).

PRIORITÄTEN Definiere deine Minimum-Selbstfürsorge als gesundheitsfördernde Notwendigkeit. Kommuniziere sie als nicht verhandelbar (wie Zähneputzen) und stelle sie nicht zur Diskussion. Du kannst sie auch als ärztliche Verordnung bezeichnen (was sie im Grunde auch ist).

Eine Klientin von mir, Mutter von drei Kindern und Teilzeitangestellte, hatte eine wunderbare Idee zur Verankerung der Me-Time im Alltag: »Ich habe mit meiner Familie ›Mamas Gesundheitsminuten‹ eingeführt. Drei Mal täglich 3 Minuten, in denen ich nicht ansprechbar bin. Wir nutzen dafür sogar einen Timer, und die Kinder respektieren das. Sie wissen, dass ich danach präsenter und geduldiger bin.«

Strategien gegen Selbstsabotage

Selbst mit der besten Absicht und dem klarsten Plan können unsere eigenen inneren Widerstände oft der größte Stolperstein auf dem Weg zur Veränderung sein. Diese Form der Selbstsabotage ist weit verbreitet, da wir oft komplexe Gefühle rund um Selbstwert, Sichtbarkeit und Kontrolle entwickelt haben.

Typische Selbstsabotage-Muster könnten sein:

»MORGEN-SYNDROM« Dabei schiebt man notwendige Selbstfürsorge-Maßnahmen immer wieder auf.

ALLES-ODER-NICHTS-FALLE Entweder setzt man seine Vorsätze perfekt um oder gibt sie komplett auf.

BELOHNUNGS-SABOTAGE Dabei »belohnt« man sich mit Verhaltensweisen, die eigentlich schädlich sind.

OPFER-IDENTITÄT Dabei bindet man sich unbewusst an die Rolle einer bzw. eines »Leidenden«, was eine Veränderung erschwert.

ÜBERFORDERUNGS-ABLENKUNG Bei Stress verfällt man in alte, hautschädliche Gewohnheiten zurück.

Eine Klientin von mir beschrieb ihr Verhaltensmuster folgendermaßen: »Sobald ich die ersten Verbesserungen meiner Haut sah, habe ich paradoxerweise mit der Pflege nachgelassen – als ob ein Teil von mir nicht bereit wäre, mich ohne meine Hautprobleme zu sehen. Das hat mich jahrelang in einer Auf-und-ab-Spirale gehalten.«

Abhilfe durch Selbsterkenntnis

Um seine persönlichen Sabotagemuster zu entlarven, eignet sich zum Beispiel ein Sabotage-Tagebuch, in dem man die Situationen notiert, in denen man seine Selbstfürsorge-Absichten nicht umgesetzt hat. Dabei könntest du dich fragen: Welcher Gedanke ging der Selbstsabotage voraus? Welches Gefühl? Gab es konkrete Auslöser, etwa einen bestimmten Ort, eine Person, einen Gefühlszustand? Und welchen kurzfristigen Gewinn hattest du durch die Sabotage?

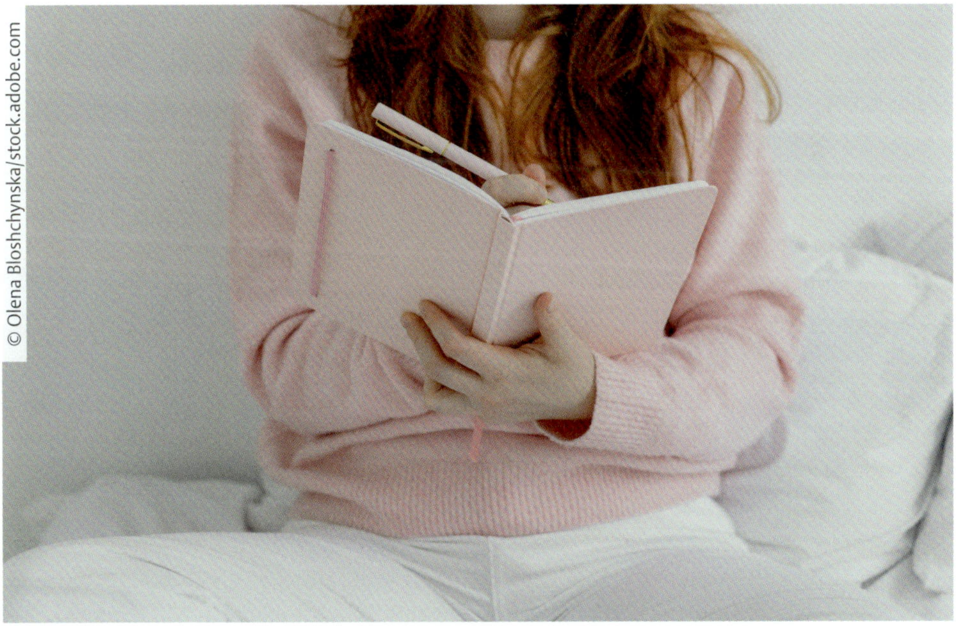

Nach einer Woche wirst du Muster erkennen – oft sind es nur zwei bis drei spezifische Sabotage-Trigger, die immer wiederkehren.

Praktische Anti-Sabotage-Techniken

WENN-DANN-METHODE Formuliere konkrete »Wenn-dann«-Pläne für bekannte Sabotagesituationen, damit kannst du die Erfolgsrate von Vorsätzen enorm steigern.

Zum Beispiel: »Wenn ich abends nach Hause komme, dann lege ich meine Hautpflegeprodukte bereits für den nächsten Morgen griffbereit neben das Waschbecken.«

MIKROGEWOHNHEITS-TAKTIK Lege dir die Hürde für den Einstieg in neue Gewohnheiten bewusst niedrig und etabliere den Prozess, nicht das Ergebnis. So stelle dir zum Beispiel jeden Abend eine Flasche stilles Wasser neben das Bett und trinke morgens direkt nach dem Aufwachen einen Schluck davon. Du wirst sehen, dass dir das schnell zur Routine wird.

UMGEBUNGSDESIGN-METHODE Gestalte deine Umgebung so, dass Sabotage schwieriger und Erfolg leichter wird. Du könntest zum Beispiel hautfreundliche Snacks auf Augenhöhe im Kühlschrank platzieren und Trigger-Lebensmittel in undurchsichtigen Behältern ganz hinten.

RÜCKFÄLLE AKZEPTIEREN Meine Methode für den Umgang mit Rückfällen besteht darin, zu erkennen, zu reflektieren und wieder neu zu beginnen. Das heißt, identifiziere zunächst den Rückfall, ohne darüber zu urteilen. Frage dich dann: Was war der Auslöser? Welche Lektion steckt darin? Und kehre schließlich gleich zur Routine zurück, ohne auf den »perfekten Moment« zu warten.

Entscheidend ist: Plane Verhaltensstrategien für Rückfälle ein, statt sie als Versagen zu betrachten. Ein Rückfall ist kein Scheitern, sondern ein Datenpunkt auf deiner Lernkurve.

Die Selbstsabotage-Prävention ist kein einmaliges Projekt, sondern eine fortlaufende Praxis der Selbsterkenntnis. Das Gute daran: Mit jedem

Zyklus, in dem du Sabotagemuster erkennst und überwindest, werden diese schwächer, während deine Selbstfürsorgemuster stärker werden.

Moderate Ernährungs-anpassungen

Wenn es um Ernährung und Rosacea geht, höre ich immer wieder die gleichen Bedenken: »Meine Familie macht nicht mit«, »Ich habe keine Zeit zum Kochen«, »Ich weiß nicht, was ich mit diesen gesunden Lebensmitteln anfangen soll« oder »In meinem stressigen Arbeitsalltag ist eine Umstellung unmöglich«.

Diese Sorgen sind völlig verständlich. Der Schlüssel liegt nicht in radikalen Umstellungen, sondern in machbaren, stressfreien Anpassungen, die zu deinem individuellen Leben passen. Dabei ist es, wie bereits in Kapitel »Richtige Ernährung bei Rosacea« (Seite 57) erklärt, sinnvoll, seinen Ernährungsplan individuell an die eigenen Bedürfnisse anzupassen.

An dieser Stelle möchte ich noch einmal betonen, dass es wichtig ist, kleine Schritte zu gehen und nicht große Umstellungen einzuplanen, die am Ende vielleicht gar nicht guttun, aber auch so überfordern können, dass sich schließlich gar nichts ändert. Beginne daher zunächst damit, eine einzelne Mahlzeit, zum Beispiel das Frühstück, umzustellen. Das ist ein einfacher Einstieg und eignet sich optimal für erste Änderungen, denn wie du deinen Tag startest, hat einen großen Einfluss auf den weiteren Verlauf. Außerdem ist es beim Frühstück erfahrungsgemäß einfacher, unterschiedliche Angebote für einzelne Familienmitglieder zu machen. Hat sich da eine Routine eingespielt – und das geht beim Frühstück recht leicht –, kannst du bei anderen Mahlzeiten weitermachen.

Stressreduktion durch ausgewogene Bewegung

Bewegung ist ein zentraler Baustein für unsere Gesundheit, auch bei Hauterkrankungen wie Rosacea. Doch gerade hier zeigt sich, dass es auf die richtige Dosis Bewegung ankommt, die individuell sehr verschieden sein kann. Denn einerseits wirkt Bewegung als natürlicher Stressregulator, verbessert die Durchblutung, fördert den Lymphfluss und hilft, Entzündungsprozesse im Körper zu regulieren – alles Faktoren, die sich auch positiv auf die Haut auswirken.

Andererseits berichten viele Betroffene von Hitzewallungen, Rötungen oder Rosacea-Schüben nach intensiver körperlicher Aktivität. Besonders Überanstrengung oder sehr hitzeintensive Sportarten können problematisch sein.

In meiner Praxis begegnen mir häufig zwei Extreme: vollständiger Sportverzicht auf der einen Seite und ein »Durchhalten« im leistungsori-

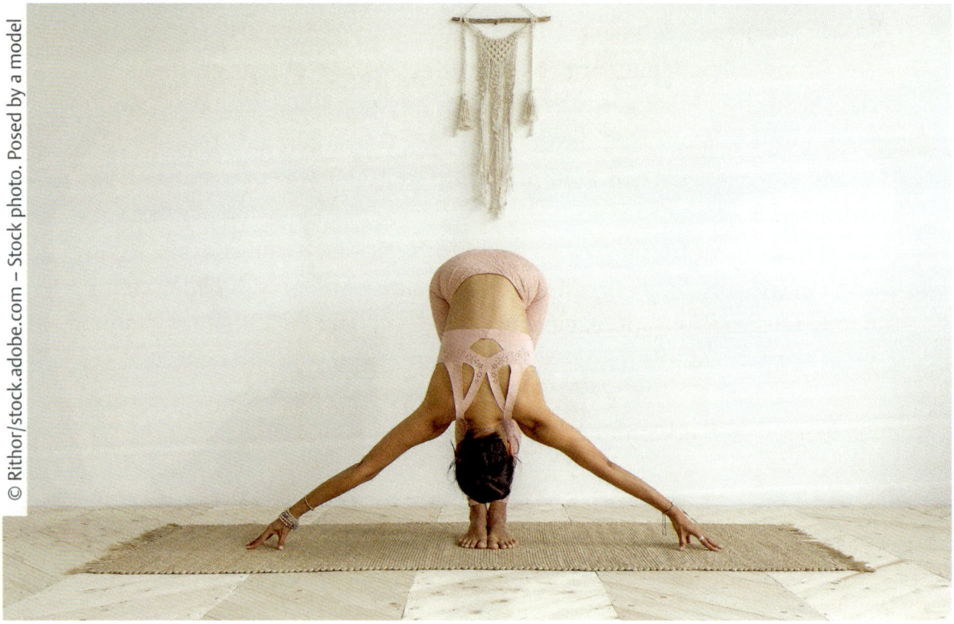

entierten Trainingsmodus auf der anderen. Beide sind langfristig nicht zielführend. Zu wenig Bewegung kann den Stoffwechsel, das Immunsystem und die Mikrozirkulation schwächen, was sich wiederum auf deine Hautgesundheit auswirkt. Zu viel hingegen kann deinen Körper überfordern, zu Hormonungleichgewichten führen und bestehende Entzündungsprozesse verstärken.

Im Übrigen ist insbesondere die richtige Hautpflege zum Schutz und zur Regeneration vor und nach dem Sport wichtig. Lies dazu noch einmal meine Empfehlungen im Kapitel »Maßgeschneiderte Pflegeroutine für ein neues Hautgefühl« (Seite 25).

Die persönliche Bewegungsbalance finden

Nicht jede Sportart oder Trainingsintensität passt zu jedem Menschen. Achte daher auf folgende Faktoren, um deine persönliche Balance zu finden:

STOFFWECHSELTYP Manche Menschen benötigen mehr oder intensivere Bewegung, andere profitieren von sanften, rhythmischen Reizen.

TAGESFORM Dein Energielevel kann variieren – passe dein Training daran an.

HAUTREAKTION Achte darauf, wie deine Haut auf unterschiedliche Bewegungsformen reagiert.

ERHOLUNGSFÄHIGKEIT Beobachte, ob dein Körper gut mit dem Training klarkommt oder ob du dich danach erschöpft fühlst.

WITTERUNG UND UMGEBUNG Meide extremes Klima, passe Zeit und Ort deiner Aktivität an.

Strategien für ein hautfreundliches Training

PRE-COOLING Um die Temperatur zu senken, legt man vor dem Training ein kühles (nicht eiskaltes!) Tuch auf Gesicht oder Nacken. Empfehlenswert ist auch, frühmorgens oder abends Sport zu treiben, wenn die Temperaturen nicht so hoch sind. Bei Training in geschlossenen Räumen sollten diese gut belüftet sein. Weitere Tipps zur Hautpflege rund um das Training findest du im Kapitel »Hautpflege vor und nach dem Sport« (Seite 44).

PULS-PLUS-METHODE Finde heraus, wo deine persönliche Rosacea-Schwelle liegt, also der Pulsbereich, ab dem Symptome auftreten, und bleibe ca. 10–15 Schläge darunter. Nutze dafür einen Pulsmesser.

INTERVALL-METHODE Um Überhitzung zu vermeiden und dennoch von Trainingseffekten profitieren zu können, empfehle ich, Aktivität mit Pausen zu kombinieren. Dafür trainiert man in kurzen Bewegungsintervallen (zum Beispiel 3–5 Minuten), auf die 1–2 Minuten bewusste Pause folgen.

Praxisbeispiel: Die persönliche Balance finden

Eine Klientin berichtete mir Folgendes: »Jahrelang habe ich zwischen kompletter Sportabstinenz und übertriebenen Fitness-Challenges geschwankt. Ich wollte meiner Gesundheit etwas Gutes tun, wusste aber nie, wie viel Bewegung für meine Haut wirklich sinnvoll ist. Erst als ich gelernt hatte, auf meinen Körper zu hören und mein Training anzupassen, kam die Wende. Heute gehe ich täglich 20 Minuten spazieren, mache 2-mal pro Woche Pilates und 1-mal leichtes Krafttraining. Meine Haut ist deutlich ruhiger geworden, und ich fühle mich wieder wohl in meinem Körper – ohne Druck oder Überforderung.«

Success Storys

Johanna: Von der Selbstfürsorge zur Hautgesundheit – Eine Mutter findet ihre Balance

Johanna, 38, Mutter von drei Kindern (7, 5 und 3 Jahre alt), arbeitete in Teilzeit als Buchhalterin. Ihre Rosacea hatte sich nach der Geburt ihres dritten Kindes dramatisch verschlimmert: Sie litt unter permanenten Rötungen, regelmäßigen entzündlichen Schüben und extremer Empfindlichkeit gegenüber fast allen Umwelteinflüssen.

»Ich sah morgens in den Spiegel und erkannte mich selbst nicht mehr«, erzählte Johanna. »Aber das Schlimmste war nicht mein Aussehen, sondern dass ich mich innerlich genauso entzündet fühlte wie meine Haut – gereizt, dünnhäutig und permanent am Limit.«

Der Moment der Erkenntnis kam, als ihr ältestes Kind fragte: »Mama, warum bist du immer so traurig und wütend?« Diese Frage traf Johanna ins Herz. »Ich realisierte, dass meine Kinder eine erschöpfte, frustrierte Version ihrer Mutter erlebten und dass meine Haut mir verzweifelt versuchte mitzuteilen, dass ich mich selbst komplett verloren hatte.«

Johannas größte Herausforderung war die tief verwurzelte Überzeugung, dass eine gute Mutter ihre eigenen Bedürfnisse immer hintanstellt. »Ich dachte, Selbstfürsorge sei egoistisch und würde meiner Familie schaden. In Wahrheit war mein Selbstaufopferungs-Muster das, was uns allen schadete.«

Um ihre Rosacea in den Griff zu bekommen, entwickelte Johanna folgende Strategien für ihre Selbstfürsorge mit Kindern:

FAMILY-RITUAL Sie machte ihre Abend-Hautpflege zu einer gemeinsamen 10-Minuten-Aktivität mit ihren Kindern. Die Kinder bekamen eigene Cremes (milde, natürliche Gesichtslotion) und lernten so spielerisch den Wert von Selbstfürsorge.

MAMA-ZEIT Johanna führte visuelle Zeichen, wie ein buntes Stirnband, ein, die ihre Kinder verstanden und durch die sie wussten: »Mama braucht kurz Zeit für sich.« Sie lernten, diese Grenzen zu respektieren.

DIE MORGEN-MIKRO-OASE Johanna stand 15 Minuten früher auf, um in Ruhe ihre Hautpflege durchzuführen und einen Moment für sich zu haben, bevor der Familientrubel begann.

DIE DELEGATION Johanna identifizierte Aufgaben, die ihr Mann und auch die Kinder übernehmen konnten, und schuf ein Belohnungssystem, das die Familie motivierte.

Insgesamt waren für Johanna dabei drei Einsichten besonders elementar:

DIE QUALITÄTS-ERKENNTNIS »Ich realisierte, dass 30 Minuten voller Präsenz und Freude mit meinen Kindern wertvoller sind als 3 Stunden gestresste, gereizte Anwesenheit.«

DIE VORBILDROLLE »Mir wurde klar, dass ich meinen Kindern durch meine Selbstvernachlässigung beibrachte, dass Selbstaufopferung normal und notwendig sei – ein Muster, das ich nicht an sie weitergeben wollte.«

NEUES SELBSTMITGEFÜHL »Der Wendepunkt kam, als ich begann, mit mir selbst so geduldig und liebevoll zu sprechen, wie ich es mit meinen Kindern tat, wenn sie Fehler machten.«

Nach 3 Monaten konsequenter Selbstfürsorge-Integration berichtete mir Johanna nicht nur von einer dramatischen Verbesserung ihrer Hautsymptome – viel weniger entzündliche Schübe, deutlich reduzierte Rötung –, sondern auch von einer kompletten Transformation der Familiendynamik. »Meine Kinder erleben jetzt eine Mutter, die lacht, Geduld hat und präsent ist. Mein Mann sagt, er hat seine Frau zurückbekommen. Und ich? Ich habe mich selbst zurückgewonnen – und eine Haut, die nicht mehr schreit, sondern flüstert.«

Johannas Rat für andere ist: »Fang klein an, mit Mikro-Momenten der Selbstfürsorge. Diese 2-Minuten-Pausen summieren sich und verändern dein Nervensystem. Und erinnere dich: Deine Familie verdient nicht nur deine Fürsorge, sondern dein Glück und deine Lebendigkeit.«

Alexander: Karrierewechsel als Wendepunkt für Hautgesundheit

Alexander, 32, arbeitete als Vertriebsleiter in einem internationalen Technologieunternehmen. Seine Rosacea begann mit gelegentlichen Rötungen, entwickelte sich aber innerhalb von 2 Jahren zu einer schweren Form mit papulopustulöser Ausprägung, die sein Selbstvertrauen in Kundenterminen massiv beeinträchtigte.

»Mein Job bestand zu 80 % aus Präsentationen, Kundenbeziehungen und Networking – alles Situationen, in denen ich mich in meiner Haut zunehmend unwohler fühlte«, erklärte Alexander. »Ich begann, Meetings zu vermeiden, Kameras in Videocalls auszuschalten und mich zurückzuziehen.«

Der kritische Moment kam während einer wichtigen Produktpräsentation. »Während eines Vortrags auf der Arbeit spürte ich einen massiven Rosacea-Schub kommen, mit brennendem Gesicht und extremer Rötung. Ich konnte kaum weitersprechen und hatte das Gefühl, alle starren nur auf meine Haut. In diesem Moment wusste ich: So kann es nicht weitergehen.«

Anders als viele erwartet hätten, bestand Alexanders Lösung nicht in noch mehr Arbeit an seiner Hautpflege. Sein Weg führte über eine tiefgreifende berufliche Neuorientierung.

Alexanders Strategie, seine Rosacea in den Griff zu bekommen, bestand in einer beruflichen Neuausrichtung. Dabei waren ihm folgende Aspekte wichtig:

ENERGIEBILANZ Alexander analysierte systematisch, welche beruflichen Tätigkeiten ihm Energie gaben und welche sie ihm raubten. Er stellte fest, dass die strategische Planung im Hintergrund ihm lag, während die ständigen Präsentationen unter Hochdruck ihn erschöpften.

KOMPETENZ-ANALYSE Er identifizierte seine übertragbaren Fähigkeiten und entdeckte, dass sein analytisches Denken und seine Projekterfahrung auch in weniger exponierten Positionen wertvoll waren.

SCHRITTWEISER ÜBERGANG Statt einer abrupten Kündigung handelte er intern eine Position mit 70 % Strategiearbeit und nur 30 % Kundenkontakt aus – ein Zwischenschritt zur vollständigen Neupositionierung.

WERTE-ORIENTIERUNG Er entwickelte eine überzeugende Geschichte, wie seine neue Ausrichtung dem Unternehmen nutzen würde, statt seinen Wechsel als gesundheitsbedingt darzustellen.

Dabei war Alexanders Weg von fundamentalen Einsichten geprägt:

ANPASSUNGS-ERKENNTNIS »Ich begriff, dass nicht jede Persönlichkeit für jede Berufsrolle geschaffen ist. Mein Körper und meine Haut protestierten gegen eine Rolle, die nicht zu mir passte.«

NEUDEFINITION VON STÄRKE »Ich hatte Stärke immer als ›Durchhalten um jeden Preis‹ definiert. Nun verstand ich, dass wahre Stärke darin liegt, auf seinen Körper zu hören und mutige Veränderungen vorzunehmen.«

IDENTITÄTS-ERWEITERUNG »Ich war so fixiert auf meine Identität als erfolgreicher Vertriebsleiter, dass ich alle anderen Facetten meiner Persönlichkeit vernachlässigt hatte. Ich musste mich selbst neu kennenlernen.«

Innerhalb eines Jahres nach seiner beruflichen Neuausrichtung erlebte Alexander nicht nur eine dramatische Verbesserung seiner Hautsymptome (Reduktion der Schübe um 70 %, deutlich mildere Ausprägung), sondern auch eine unerwartete Steigerung seiner Karrierezufriedenheit. »In meiner neuen Rolle als Strategieberater im Hintergrund kann ich meine Stärken besser einbringen. Ironischerweise verdiene ich jetzt sogar mehr als zuvor, habe aber 80 % weniger Stress. Meine Haut hat mir den Weg zu einem authentischeren Berufsleben gewiesen.«

Alexanders Rat für andere ist: »Höre auf deinen Körper. Wenn deine Haut in bestimmten Situationen regelmäßig rebelliert, ist das kein Zufall. Frage dich ernsthaft, ob deine aktuelle Rolle wirklich zu dir passt oder ob du dich in ein Konzept von Erfolg zwängst, das dich krank macht.«

Laura: Vom Perfektionismus zur Selbstakzeptanz

Laura, 36, Grafikdesignerin und Single, litt seit ihrer Jugend unter Rosacea, die sich in den letzten Jahren zu einer schweren Form mit permanenter Rötung, schmerzhaften Pusteln und extremer Sensibilität entwickelt hatte. Anders als viele andere Betroffene war Laura bereits auf dem »Selbstfürsorge-Weg« – allerdings in einer extremen, perfektionistischen Ausprägung.

»Ich hatte eine Hautpflegeroutine mit fünf Produkten, hielt mich an eine extrem strikte Eliminationsdiät, die ich im Internet gefunden hatte, trainierte täglich und las jeden Artikel über Rosacea,« erinnert sich Laura. Ihr ganzes Leben drehte sich um den Kampf gegen meine Hautprobleme – und trotzdem wurden sie schlimmer statt besser.«

Lauras Moment der Erkenntnis kam während eines Arztbesuchs. »Ihr Dermatologe fragte sie, wie viel Zeit und mentale Energie sie täglich in ihre Hautprobleme investierte. Als sie »etwa 70 % meines Lebens« antwortete, sagte er etwas, das sie tief traf: »Vielleicht ist es nicht Ihre Haut, die behandelt werden muss, sondern Ihre Beziehung zu ihr.«

Lauras Herausforderung war ungewöhnlich: Sie musste nicht lernen, mehr für sich zu tun, sondern ihren obsessiven Perfektionismus in der Selbstfürsorge zu mäßigen und den Selbstheilungskräften ihres Körpers zu vertrauen. Ihr Weg führte von extremer Kontrolle zu bewusster Selbstakzeptanz.

Lauras Weg zur Balance führte über die Umsetzung folgender Strategien:

REDUKTIONS-METHODE Laura vereinfachte ihre Hautpflege auf drei essenzielle Schritte. Damit gab sie ihrer Haut die notwendigen Wirkstoffe, mit denen Entzündungsprozesse miniert wurden und die Haut ihre eigentliche Arbeit wieder aufnehmen konnte. Sie fokussierte sich auf sanfte Maßnahmen statt maximaler Intervention.

GEDANKEN-TRACKING Laura begann, die Zeit zu messen, die sie damit verbrachte, über ihre Haut nachzudenken, und setzte sich zum Ziel, diese täglich zu reduzieren.

FREUNDLICHKEITS-PRAXIS Laura übte, zu ihrem Spiegelbild freundliche Worte zu sprechen, statt kritische Hautanalysen durchzuführen.

70/30-ERNÄHRUNG Anstelle ihrer restriktiven Eliminationsdiät entschied sich Laura für einen individuellen Ernährungsplan. Zudem führte sie die 70/30-Regel ein, mit 70% hautfreundliche Ernährung und 30% Flexibilität und Genuss.

DARMGESUNDHEIT In meiner Praxis erarbeiteten wir für Laura einen persönlichen Fahrplan für die Darmgesundheit und die Optimierung ihrer Verdauung.

NAHRUNGSERGÄNZUNGSMITTEL Laura erhielt einen auf Analysen basierenden Nährstoffplan zur Unterstützung der Zellgesundheit.

DIE ABLENKUNGSSTRATEGIE Laura legte sich bewusst Hobbys und Interessen zu, die ihre Aufmerksamkeit von ihrer Haut weglenkten.

Dabei prägten drei fundamentale Einsichten Lauras Weg:

STRESS-PARADOXIE »Ich erkannte, dass meine obsessive Sorge um meine Haut mehr Stress erzeugte als meine tatsächlichen Hautprobleme. Und dieser Stress wiederum verschlimmerte meine Rosacea.«

AKZEPTANZ-KRAFT »Ich hatte Jahre damit verbracht, gegen meine Haut zu kämpfen. Die größte Befreiung war zu lernen, sie anzunehmen – nicht als perfekt, aber als Teil von mir. So konnte sich meine Haut zusehends erholen und heute ist sie wunderschön.«

IDENTITÄTS-ERWEITERUNG »Ich hatte mich so sehr mit meinen Hautproblemen identifiziert, dass ich vergessen hatte, wer ich jenseits davon war. Ich musste meine Identität aktiv erweitern.«

So konnte Laura von einer überraschenden Entwicklung in 4 Monaten berichten: Obwohl sie weniger Zeit und Energie in die Bekämpfung ihrer Rosacea investierte, besserten sich ihre Symptome deutlich. »Die entzündlichen Schübe sind komplett zurückgegangen. Die allgemeine Rötung ist nicht mehr vorhanden. Ich bin so glücklich, dass ich den ganzheitlichen Weg gegangen bin. Am wichtigsten ist aber: Ich habe mein Leben zurückgewonnen. Meine Haut ist jetzt ein Aspekt von mir, nicht meine ganze Identität.«

Anderen Betroffenen rät sie daher: »Wenn du merkst, dass deine Selbstfürsorge zur Obsession wird, ist es Zeit für einen Schritt zurück. Frage dich täglich: Verbessert diese Praxis tatsächlich meine Lebensqualität? Oder raubt sie mir mehr Lebensfreude, als sie gibt? Manchmal ist weniger mehr!«

Identische Erfolgsmuster: Was wir aus diesen Geschichten lernen können

Obwohl diese Erfolgsgeschichten ganz unterschiedlich sind und verschiedene Lebenssituationen widerspiegeln, gibt es bemerkenswerte Gemeinsamkeiten und Muster, die uns wichtige Erkenntnisse für unseren eigenen Weg liefern können. Insbesondere geht es um folgende fünf Erfolgsfaktoren:

EIGENVERANTWORTUNG Alle an Rosacea Erkrankten, die ihre Krankheit im Griff haben, übernahmen aktiv die Verantwortung für ihre Situation, anstatt sich als machtloses Opfer ihrer Umstände zu sehen.

REALISTISCHE ZIELE Nachhaltige Erfolge basierten auf machbaren, moderaten Veränderungen, nicht auf radikalen Umstellungen oder übersteigertem Perfektionismus.

IDENTITÄTSERWEITERUNG Der Fokus verschob sich von »Ich bin ein Rosacea-Betroffener« zu einer umfassenderen Selbstwahrnehmung.

INNEN UND AUSSEN VERBINDEN Erfolgreiche Veränderung kombiniert praktische Maßnahmen mit der Transformation innerer Überzeugungen.

KONSEQUENZ STATT INTENSITÄT Kleine, tägliche Handlungen erwiesen sich als wirksamer als sporadische intensive Interventionen.

Aus den geschilderten Erfahrungen von Johanna, Alexander und Laura ergeben sich wichtige Lektionen für alle, die unter Rosacea leiden und einen

Weg suchen, wie sie damit leben können, ohne permanent Hautrötungen, Pusteln, Juckreiz und Schüben ausgesetzt zu sein, Wer diese Lektionen versteht und verinnerlicht, hat gute Chancen, seine Rosacea-Symptome in den Griff zu bekommen:

LEKTION 1 Der individuelle Weg. Jede dieser Geschichten zeigt, dass der Weg zur Hautgesundheit so individuell ist wie unsere Fingerabdrücke. Was für Johanna funktionierte, hätte für Alexander oder Laura möglicherweise nicht gepasst. Die Kunst liegt darin, deine eigenen Muster zu erkennen und maßgeschneiderte Lösungen zu entwickeln.

LEKTION 2 Die Bedeutung der Balance. In allen Erfolgsgeschichten spielt das Konzept der Balance eine zentrale Rolle – sei es die Balance zwischen Familie und Selbstfürsorge (Johanna), zwischen beruflichen Anforderungen und persönlichen Bedürfnissen (Alexander) oder zwischen Hautpflege und Lebensfreude (Laura).

LEKTION 3 Die Geduld während des Prozesses. Keine dieser Transformationen geschah über Nacht. Alle brauchten Zeit, mehrere Monate bis zu einem Jahr für signifikante Verbesserungen. Das ist wichtig zu beachten, damit man sich realistische Ziele setzt und nicht vorzeitig aufgibt.

LEKTION 4 Die Haut als Lehrmeisterin. In allen Geschichten fungiert die Haut nicht als Feind, sondern als wichtige Lehrmeisterin, die auf tiefere Ungleichgewichte im Körper hinweist. Die Bereitschaft, der Weisheit des Körpers zuzuhören, war ein entscheidender Wendepunkt.

LEKTION 5 Die transformative Kraft der Selbstliebe. Vielleicht ist die wichtigste Erkenntnis aus allen Beispielen, dass nicht die Verbesserung der Hautsymptome das eigentliche »Happy End« darstellt, sondern die entwickelte Fähigkeit zur Selbstakzeptanz und Selbstliebe, unabhängig vom äußeren Erscheinungsbild.

Selbstliebe als Lebensfundament

Ein gesundes Maß an Selbstliebe ist das Fundament für die eigene Gesundheit. Es geht darum, nicht stetig an uns herangetragene Erwartungen erfüllen zu wollen, sondern das zu tun, was uns guttut. Das ist eine wichtige Grundlage auch für unsere Hautgesundheit.

Du hast einen weiten Weg zurückgelegt. Du hast inspirierende Geschichten von Menschen gelesen, die ihr Leben verändert haben, um ihre Rosacea in den Griff zu bekommen. Nach der Lektüre dieses und der vorangegangenen Kapitel weißt du, warum Veränderung notwendig ist, und hast verstanden, welche Muster dich bisher blockiert haben. Du hast erfahren, wie du die Signale deines Körpers lesen kannst und welche praktischen Werkzeuge dir zur Verfügung stehen. Nun ist es Zeit für den letzten, aber vielleicht wichtigsten Schritt: die Integration von Selbstliebe als dauerhaftes Fundament deines Lebens.

Vom Notfall zur Lebenskunst

Der Weg bis zur Integration der Selbstliebe in das eigene Leben verläuft meist in drei Phasen. Was zunächst aus einem akuten Leidensdruck entsteht, kann sich mit der Zeit zu einem neuen inneren Fundament entwickeln. Selbstfürsorge ist dann nicht mehr Pflicht, sondern ein natürlicher Ausdruck gelebter Lebenskunst.

1. NOTFALL-MODUS Selbstfürsorge als Reaktion auf akute Probleme

2. ROUTINE-MODUS Selbstfürsorge als regelmäßige, bewusste Praxis

3. IDENTITÄTS-MODUS Selbstfürsorge als natürlicher Ausdruck deines Selbst

In diesem Kapitel geht es darum, den Übergang in den Identitäts-Modus zu vollziehen – den Punkt, an dem Selbstliebe nicht mehr etwas ist, das du bewusst einsetzt, sondern das du verinnerlicht hast, sodass es ein Teil von dir ist, der ganz selbstverständlich zu dir gehört.

Vom Notfallmanagement zur proaktiven Selbstfürsorge

Die meisten Menschen beginnen ihre Selbstfürsorge-Reise aus der Not heraus – wenn die Beschwerden so stark werden, dass sie nicht mehr ignoriert werden können. Das war möglicherweise auch dein Einstiegspunkt: Rosacea-Symptome, die so belastend wurden, dass du handeln musstest. Dieser reaktive Ansatz – Selbstfürsorge als Antwort auf Probleme – ist ein wichtiger erster Schritt. Aber es gibt eine fundamental andere Ebene: proaktive Selbstfürsorge, die Probleme verhindert, bevor sie entstehen.

»Der Unterschied zwischen reaktiver und proaktiver Selbstfürsorge ist wie der Unterschied zwischen einem ständigen Feuerwehreinsatz und einem durchdachten Brandschutzkonzept«, erklärt eine Klientin, die diesen Übergang erfolgreich vollzogen hat. »Ich verbrachte Jahre damit, ›Brände zu löschen‹, also Rosacea-Schübe zu behandeln, nachdem sie aufgetreten waren. Heute investiere ich in ›Brandprävention‹ und führe ein Leben, das so ausbalanciert ist, dass Schübe zuerst seltener wurden und nun ganz verschwunden sind.«

Die im Kapitel »Zweiter Schritt: Die Transformation« (Seite 148) beschriebenen Strategien und Techniken helfen dir, ein proaktives Mindset zu entwickeln und die Selbstfürsorge dauerhaft in dein Leben zu integrieren. Denke daran, dass regelmäßige Routinen dabei hilfreich sind. Der wahre Paradigmenwechsel geschieht, wenn Selbstfürsorge nicht mehr als zusätzliche Aufgabe oder Luxus betrachtet wird, sondern als fundamentale Notwendigkeit – wie Atmen oder Schlafen.

Hautgesundheit als Kompass

Deine Haut – besonders wenn du mit Rosacea lebst – kann ein außergewöhnlich präziser Kompass für Lebensentscheidungen sein. Ich konnte beobachten, wie Rosacea-Betroffene, die diesen Perspektivenwechsel vollzogen haben, nicht nur ihre Hautgesundheit verbesserten, sondern insgesamt ein erfüllteres Leben führten. Sie lernten, die Signale ihrer Haut wahrzunehmen und zu verstehen.

Unterschied zwischen reaktivem und proaktivem Mindset

Reaktives Mindset	**Proaktives Mindset**
»Ich kümmere mich um meine Haut, wenn sie Probleme macht.«	»Ich pflege meine Haut kontinuierlich.«
»Selbstfürsorge ist, was ich tue, wenn es mir schlecht geht.«	»Selbstfürsorge ist, was ich täglich praktiziere, damit es mir gut geht."
»Ich reagiere auf Stressoren, wenn sie auftreten.«	»Ich gestalte mein Leben bewusst stressarm.«
»Ich suche nach schnellen Lösungen für akute Probleme.«	»Ich baue langfristige Resilienz auf.«
»Mein Ziel ist die Abwesenheit von Symptomen.«	»Mein Ziel ist ganzheitliches Wohlbefinden.«

Eine Klientin von mir beschrieb es treffend: »Früher war meine Rosacea mein Feind. Heute bin ich für meine Rosacea dankbar. Ohne sie hätte ich es wahrscheinlich nicht geschafft, mein Leben neu zu überdenken und positive, gesunde Veränderungen in meinen Alltag zu integrieren. Heute bin ich symptomfrei und kann mit den neu erlernten Gewohnheiten meinen Körper immer wieder durch gesunde Rituale ins Gleichgewicht bringen, und das ohne Anstrengung. Ich habe wieder Spaß am Sport und Freude bei meiner Arbeit.«

Selbstfürsorge ohne Schuldgefühle

Ein wichtiger Aspekt der Transformation ist die Entwicklung einer neuen Identität – einer Selbstdefinition, die Selbstliebe und Selbstfürsorge als natürlichen, selbstverständlichen Teil deines Lebens integriert.

Das ist für viele der schwierigste Teil der Reise: sich selbst wichtig zu nehmen – ohne Schuldgefühle, ohne ständige Rechtfertigung, ohne das nagende Gefühl, egoistisch zu sein. Von einer integrierten selbstfürsorglichen Identität kann man sprechen, wenn

- du dich nicht mehr dazu überreden musst, auf deine Grenzen zu achten.
- Selbstfürsorge sich wie ein natürliches Recht anfühlt, nicht wie ein heimlicher Luxus.
- du Nein sagen kannst, ohne Entschuldigungen anzubieten.
- deine Prioritäten automatisch ein gesundes Gleichgewicht widerspiegeln.
- du andere selbstfürsorgliche Menschen als solche erkennst und dich zu ihnen hingezogen fühlst.
- du andere durch dein Beispiel inspirierst, nicht durch Vorhaltungen.

Der Weg zu einer selbstliebenden Identität ist nicht immer ganz einfach, weil man unter Umständen in Jahre alten Mustern gefangen ist. Sich daraus zu befreien, gelingt leichter, wenn man folgende Prinzipien und Methoden anwendet:

BEWUSSTE NEUDEFINITION Formuliere eine neue Selbstbeschreibung, die Selbstliebe als Kernwert enthält, zum Beispiel: »Ich bin jemand, der seine Bedürfnisse respektiert und auf diesem Fundament andere unterstützt«.

SPRACHLICHE KLARHEIT Vermeide Formulierungen wie »Ich sollte eigentlich …« oder »Ich müsste mal wieder …« und achte auf eine bestimmte Ausdrucksweise, wie »Ich entscheide mich für …«.

ROLLENVORBILD-METHODE Nimm dir Menschen zum Vorbild, die gesunde Selbstliebe verkörpern, und frage dich: »Wie würde diese Person in dieser Situation handeln?«

WERTE-HIERARCHIE Erstelle eine bewusste Rangfolge deiner Werte, in der Selbstfürsorge einen legitimen, hohen Platz einnimmt.

Ein besonders herausfordernder Aspekt der Identitätstransformation ist der Umgang mit Menschen, die deine alte, selbstaufopfernde Version kannten und möglicherweise bevorzugten. Diese Identitätstransformation ist kein einmaliges Ereignis, sondern ein fortlaufender Prozess der Selbstentfaltung. Mit jeder Entscheidung aus Selbstliebe, jedem Setzen von Grenzen, jedem Moment des Selbstmitgefühls vertieft sich deine neue Identität und wird natürlicher.

Lebenslanges Streben nach Ausgewogenheit

Ganz entscheidend auf dem Weg zu dauerhafter Hautgesundheit und Selbstliebe ist die Erkenntnis, dass es keinen Endzustand der Perfektion gibt, keinen Punkt, an dem die Arbeit erledigt ist. Stattdessen ist das Streben nach Ausgewogenheit eine lebenslange, dynamische Praxis, eine kontinuierliche Kalibrierung und Anpassung an veränderte Umstände, Lebensphasen und Herausforderungen. Sie wird sich in den verschiedenen Lebensphasen verändern und entwickeln:

STRESSPHASEN IM BERUF Der Fokus verschiebt sich möglicherweise zu kürzeren, aber häufigeren Selbstfürsorge-Interventionen, wobei die Qualität der Grenzsetzung besonders wichtig ist. In diesen Phasen treten proaktive Stressmanagement-Techniken in den Vordergrund.

PHASEN FAMILIÄREN WANDELS In diesen Phasen ist die Integration von Selbstfürsorge in Familienroutinen von Bedeutung. Dabei wird die Balance zwischen Verfügbarkeit und eigenen Bedürfnissen neu justiert und die Kommunikation über Bedürfnisse wird zum Schlüsselwerkzeug.

GESUNDHEITLICHE BELASTUNGEN In diesen Phasen werden Selbstmitgefühl und Akzeptanz wichtiger als strenge Disziplin. Dabei sind Anpassungsfähigkeit und Flexibilität in der Selbstfürsorge entscheidend. Oft nimmt man die Unterstützung durch andere gerne und bewusst an.

ORIENTIERUNGSPHASEN In diesen Phasen treten Selbstreflexion und innere Arbeit in den Vordergrund. Das Loslassen alter Identitäten wird zur zentralen Praxis, das Experimentieren mit neuen Formen der Selbstfürsorge wird wichtig.

Für dein Journal: dein neues Fundament

Zum Schluss lade ich dich ein, darüber nachzudenken, welche der in diesem Buch dargestellten Prinzipien du anwenden möchtest. Trage die Antworten in dein Journal ein und mache dir auf diese Weise bewusst, wo du stehst und wohin deine Reise führen soll (meine Empfehlungen für das

Journal kannst du noch einmal im Kapitel »Dein Balance-Journal« nachlesen, Seite 125).

RÜCKBLICK Welche sind für dich die drei bis fünf wichtigsten Erkenntnisse, die du aus diesem Buch mitnimmst?

INTEGRATION Welche konkreten Praktiken sind bereits Teil deines Lebens geworden? Welche möchtest du in den nächsten Wochen einführen?

IDENTITÄT Vervollständige den Satz »Ich bin jemand, der …« mit Aussagen, die deine neue, selbstliebende Identität reflektieren.

VISION Beschreibe, wie du dir dein Leben in einem Jahr vorstellst, wenn du den Weg der Selbstliebe und Hautgesundheit weiterverfolgst.

VERSPRECHEN Formuliere ein einfaches, realistisches Versprechen an dich selbst – etwas, das du dir selbst zusichern möchtest.

Diese Reflexionen bilden das Fundament für die nächste Phase deiner Reise – ein Leben, in dem Selbstliebe und Hautgesundheit nicht mehr Ziele sind, sondern der natürliche Ausdruck deines authentischen Selbst. Spüre die Kraft in dir, die mit jedem Tag wächst – eine Kraft, die dich trägt und inspiriert! Mit offenem Herzen und neuem Vertrauen gehst du deinen Weg, während deine innere und äußere Schönheit in vollem Glanz erstrahlen. Dies ist dein Moment, in dem du zum Strahlen kommst und die Früchte deiner Selbstfürsorge erntest. Ich glaube an dich und die wundervolle Transformation, die bereits in dir begonnen hat.

Nachwort

Vielen Dank, dass du mein Buch gelesen hast. Es ist wichtig zu verstehen, dass Ungleichgewichte in unserem Körper und unserer Haut meist durch ein Zusammenspiel verschiedener Faktoren entstehen. Eine isolierte Betrachtung einzelner Aspekte, wie der Hautpflegeroutine oder der reinen Symptombekämpfung, greift häufig zu kurz und bietet keine nachhaltige Lösung für das Gesamtproblem.

Die vier Säulen, die ich in diesem Buch beschreibe, können eine wichtige Rolle spielen. Es beginnt mit der genauen Abstimmung auf deinen individuellen Rosacea-Typ, um eine Pflegeroutine zu finden, die deine Haut dabei unterstützt, wieder ins Gleichgewicht zu kommen. Weiter geht es mit der Ernährung – ein auf dich abgestimmter Plan kann wesentlich dazu beitragen, deine Gesundheit zu fördern. Auch die dritte Säule, die Darmgesundheit, ist maßgeblich daran beteiligt, Nährstoffe aus der Nahrung optimal aufzunehmen und für den Körper bereitzustellen. Ebenso wichtig ist die vierte Säule: der Lebensstil. Neue gesunde Gewohnheiten, kleine Veränderungen im Alltag und ein positives Mindset können dir zu mehr Leichtigkeit, Entspannung und innerer Balance verhelfen.

In dieses Buch habe ich meine jahrzehntelange Erfahrung gepackt und viel Herz, um meine Botschaft an Betroffene weiterzugeben: Du bist nicht hilflos und kannst jederzeit etwas für deine Balance tun.

Ich freue mich sehr, wenn ich dir damit vermitteln konnte, dass allgemeine Empfehlungen häufig wirkungslos bleiben, da jeder Mensch mit seinem Körper unterschiedliche Voraussetzungen mitbringt. Deshalb ist ein individueller Ansatz für erfolgreiche Ergebnisse so wesentlich. Jeder Mensch ist einzigartig, und genau diese Individualität ist entscheidend, wenn es darum geht, die richtigen Schritte für deine Haut und deine Gesundheit zu finden. In der intensiven Zusammenarbeit mit meinen Klientinnen und Klienten habe ich immer wieder gesehen, wie schon nach wenigen Monaten ein ganz neues Lebensgefühl entstehen kann – mit Fortschritten, die von innen und außen sichtbar werden.

Die wunderbaren und einzigartigen Geschichten, die du in diesem Buch gelesen hast, spiegeln die Erfahrungen und Erfolge vieler Menschen wider, und ich bin dankbar, dass ich ein Teil dieses Prozesses sein durfte.

Ich wünsche dir von Herzen alles Gute auf deinem persönlichen Weg zu mehr Balance, gesunder Haut und Wohlbefinden.

Deine Elke

Danksagung

Dieses Buch wäre ohne die Unterstützung besonderer Menschen nicht möglich gewesen. Ihnen gelten mein aufrichtiger Dank und meine Wertschätzung:

Meinem Mann Kai – für deine stetige Unterstützung im Alltag, die mir den nötigen Freiraum für meine Arbeit gegeben hat. Du hast nicht nur praktisch, sondern auch mit deinem Verständnis und deiner Geduld zum Gelingen dieses Buches beigetragen.

Meiner lieben Tochter Leonie – für deine beständige Ermutigung und deinen Glauben an mich. Deine Unterstützung hat mir immer wieder neue Energie für dieses Projekt gegeben.

Meiner Schwester Sonja – für die unzähligen Stunden, die du mir geschenkt hast. Deine Ideen haben dieses Buch bereichert, doch waren es vor allem unsere herzlichen Lachmomente zwischen den Arbeitsphasen, die dieses Projekt zu einer unvergesslichen Reise gemacht haben. Deine Gabe, selbst in stressigen Momenten Leichtigkeit zu finden, war genau die Motivation, die ich brauchte.

Meinen wunderbaren Freundinnen und Freunden – ihr wisst, wer gemeint ist – für euren wertvollen Rat, eure ehrlichen Rückmeldungen und die ermutigenden Worte, wenn der Weg einmal steinig wurde. Eure verschiedenen Perspektiven haben die Qualität dieses Buches entscheidend verbessert.

Allen Klientinnen und Klienten – die mir und meinem Team ihr Vertrauen geschenkt haben und bereits den Weg zu einer gesunden Haut beschritten haben. Eure Erfahrungen und Erfolgsgeschichten waren die Inspiration zu diesem Buch.

Meinem großartigen Team – das zu 100 Prozent jeden Tag hinter mir und unseren Klienten steht und immer sein Bestes gibt. Euer Engagement, eure Fachkompetenz und eure Herzlichkeit sind das Fundament unserer gemeinsamen Arbeit. Euch gilt ein ganz besonderer Dank.

Katja Liese und dem gesamten Verlagsteam sowie Dr. Katrin Korch für Ihren Glauben an dieses Projekt und Ihre professionelle Begleitung auf dem Weg zur Veröffentlichung. Besonders danke ich Frau Liese für ihre einfühlsame Betreuung und den fachkundigen Rat, der dieses Buch auf ein höheres Niveau gehoben hat. Ihre Anregungen waren stets wertvoll und haben wesentlich zur Qualität des Endergebnisses beigetragen.

Stichwortverzeichnis

M

N

O

P

R

Liebe Leserin, lieber Leser,

hat Ihnen dieses Buch weitergeholfen? Für Anregungen, Kritik, aber auch für Lob sind wir offen. So können wir in Zukunft noch besser auf Ihre Wünsche eingehen. Schreiben Sie uns, denn Ihre Meinung zählt!

Ihr TRIAS Verlag

support.thieme.com/de-DE • thieme.com/produktsicherheit

/trias.tut.mir.gut

/trias_verlag

natuerlich.thieme.de/natuerlich-gesund

www.trias-verlag.de/newsletter

Bildnachweis
Covermotiv: Autorinnenfoto © Els Wolf-Hebbinckuys, Hintergrund © Dmytro Synelnychenko/stock.adobe.com, Hand mit Creme © Africa Studio/stock.adobe.com – edited by Thieme, Hand mit Avocado © STOATPHOTO/stock.adobe.com – edited by Thieme, meditierende Hand © Tran-Photography/stock.adobe.com – edited by Thieme, Bauch © kapinon/stock.adobe.com – edited by Thieme, gelber Kreis © romi/stock.adobe.com – edited by Thieme, orangefarbene Kreise © itim2101/stock.adobe.com, Composing: © Thieme
Autorinnenfoto: © Els Wolf-Hebbinckuys
Inhalt:
S. 3 Image source – the image was composed and edited by Thieme using following images: orange circle © itim2101/stock.adobe.com; yellow circle © romi/stock.adobe.com; circle with skin cream © Africa Studio/stock.adobe.com; circle with avocado © STOATPHOTO/stock.adobe.com; circle with meditating hand © Tran-Photography/stock.adobe.com; circle with belly © kapinon/stock.adobe.com; S. 8 Image source – the image was composed and edited by Thieme using following images: background © Dmytro Synelnychenko/stock.adobe.com; orange circle © itim2101/stock.adobe.com; yellow circle © romi/stock.adobe.com; circle with skin cream © Africa Studio/stock.adobe.com; circle with avocado © STOATPHOTO/stock.adobe.com; circle with meditating hand © Tran-Photography/stock.adobe.com; circle with belly © kapinon/stock.adobe.com; S. 24 Image source – the image was composed and edited by Thieme using following images: background © Dmytro Synelnychenko/stock.adobe.com; orange circle © itim2101/stock.adobe.com; yellow circle © romi/stock.adobe.com; circle with skin cream © Africa Studio/stock.adobe.com; S. 43 © Anna/stock.adobe.com; S. 67 © aamulya/stock.adobe.com; S. 77 © sveta_zarzamora/stock.adobe.com; S. 56 Image source – the image was composed and edited by Thieme using following images: background © Dmytro Synelnychenko/stock.adobe.com; orange circle © itim2101/stock.adobe.com; yellow circle © romi/stock.adobe.com; circle with avocado © STOATPHOTO/stock.adobe.com; S. 83 © myboys.me/stock.adobe.com; S. 90 Image source – the image was composed and edited by Thieme using following images: background © Dmytro Synelnychenko/stock.adobe.com; orange circle © itim2101/stock.adobe.com; yellow circle © romi/stock.adobe.com; circle with belly © kapinon/stock.adobe.com; S. 112 Image source – the image was composed and edited by Thieme using following images: background © Dmytro Synelnychenko/stock.adobe.com; orange circle © itim2101/stock.adobe.com; yellow circle © romi/stock.adobe.com; circle with meditating hand © Tran-Photography/stock.adobe.com; S. 114 © Quality Stock Arts/stock.adobe.com; S. 155 © Olena Bloshchynska/stock.adobe.com; S. 158 © Rithor/stock.adobe.com – Stock photo. Posed by a model

Die abgebildeten Personen haben in keiner Weise etwas mit dem Thema zu tun.

Zeichnungen: Daniela Sonntag, Stuttgart

Empfehlungen von Elke Blidon

Unter folgenden QR-Codes und E-Mail-Adressen erhältst du weitere wertvolle Hinweise

Kontakt zur Autorin: info@Blidon.eu

Website:
www.skincare-b-academy.com

Beratung unter
www.skincare-b-academy.com/beratung

Produkte unter
www.skincare-b-academy.com/shop

Instagram-Profil:
www.skincare-b-academy.com/instagram

Facebook-Profil:
www.skincare-b-academy.com/facebook

Podcast bei Spotify:
www.skincare-b-academy.com/spotify

Podcast bei Apple:
www.skincare-b-academy.com/apple-podcast

Golden Glow-Tee:
www.skincare-b-academy.com/golden-glow-tee

Bibliografische Information der Deutschen Nationalbibliothek
Die Deutsche Nationalbibliothek verzeichnet diese Publikation in der Deutschen Nationalbibliografie; detaillierte bibliografische Daten sind im Internet über dnb.d-nb.de abrufbar.

Programmplanung: Katja Liese
Projektmanagement: Anja Bippus
Redaktion: Dr. Katrin Korch, Baden-Baden
Bildredaktion: Marie Crämer
Covergestaltung: © Thieme
Layout: CYCLUS · Visuelle Kommunikation, Stuttgart

1. Auflage 2026

TRIAS Verlag in Georg Thieme Verlag KG
Oswald-Hesse-Straße 50, 70469 Stuttgart

Satz: Fotosatz Buck, Kumhausen
Druck: AZ Druck und Datentechnik GmbH, Kempten

Gedruckt auf chlorfrei gebleichtem Papier
Printed in Germany

ISBN 978-3-432-12035-5
eISBN (ePub) 978-3-432-12036-2

1 2 3 4 5 6

MIX
Papier | Fördert gute Waldnutzung
FSC® C008457

Wo datenschutzrechtlich erforderlich, wurden die Namen und weitere Daten von Personen redaktionell verändert (Tarnnamen). Dies ist grundsätzlich der Fall bei Patient*innen, ihren Angehörigen und Freund*innen, z. T. auch bei weiteren Personen, die z. B. in die Behandlung von Patient*innen eingebunden sind.

Thieme Publikationen streben nach einer fachlich korrekten und unmissverständlichen Sprache. Dabei lehnt Thieme jeden Sprachgebrauch ab, der Menschen beleidigt oder diskriminiert, beispielsweise aufgrund einer Herkunft, Behinderung oder eines Geschlechts. Thieme wendet sich zudem gleichermaßen an Menschen jeder Geschlechtsidentität. Die Thieme Rechtschreibkonvention nennt Autor*innen mittlerweile konkrete Beispiele, wie sie alle Lesenden gleichberechtigt ansprechen können. Die Ansprache aller Menschen ist ausdrücklich auch dort intendiert, wo im Text (etwa aus Gründen der Leseleichtigkeit, des Text-Umfangs oder des situativen Stil-Empfindens) z. B. nur ein generisches Maskulinum verwendet wird.

Unsere Umwelt ist uns wichtig!
Papier aus nachhaltigen und kontrollierten Quellen
Druck in Deutschland mit kurzen Lieferwegen
Druckereien mit hohen Ansprüchen an Ökologie